均衡饮食战"四高"：

高血压、高血糖、高血脂、高尿酸

李珈贤　陈治锟/主编

U0389497

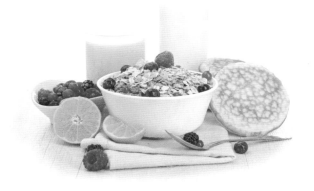

吉林科学技术出版社

图书在版编目（CIP）数据

均衡饮食战"四高"：高血压、高血糖、高血脂、高尿酸 / 李珈贤，陈治锟主编. -- 长春：吉林科学技术出版社，2023.2
ISBN 978-7-5578-9156-5

Ⅰ.①均… Ⅱ.①李… ②陈… Ⅲ.①高血压－食物疗法②高血糖病－食物疗法③高血脂病－食物疗法④痛风－食物疗法 Ⅳ.①R247.1

中国版本图书馆CIP数据核字(2021)第277641号

均衡饮食战"四高"：高血压、高血糖、高血脂、高尿酸

JUNHENG YINSHI ZHAN "SIGAO" : GAOXUEYA、GAOXUETANG、GAOXUEZHI、GAONIAOSUAN

主　　编	李珈贤	陈治锟				
编　　委	邓红燕	胡珂宁	季美旭	贾海燕	李柏瑢	刘晓群
	刘肖斌	吕林桦	廉海成	潘奕辰	宋兵兵	王不凡
	王　威	王昭彦	魏妮莎	吴彩霞	邢云卿	杨　可
	杨小林	余　琪	张宏宇	张玲玲	张美丽	张洺嘉

出 版 人	宛　霞
责任编辑	赵　兵
封面设计	深圳市弘艺文化运营有限公司
制　　版	深圳市弘艺文化运营有限公司
幅面尺寸	170 mm×240 mm
开　　本	16
印　　张	13
字　　数	204千字
页　　数	208
印　　数	1—7 000册
版　　次	2023年2月第1版
印　　次	2023年2月第1次印刷

出　　版	吉林科学技术出版社
发　　行	吉林科学技术出版社
地　　址	长春市福祉大路5788号出版大厦A座
邮　　编	130118
发行部电话/传真	0431-81629529　81629530　81629531
	81629532　81629533　81629534
储运部电话	0431-86059116
编辑部电话	0431-81629380
印　　刷	长春百花彩印有限公司

书　　号	ISBN 978-7-5578-9156-5
定　　价	49.80元

PREFACE 序言

　　"四高"即人们常说的高血压、高血脂、高血糖、高尿酸。现代医学研究发现："四高"是动脉硬化形成和发展的主要原因。"四高"患者在早期毫无症状，也无异常感觉，常常因健康体检才发现，但"四高"到了晚期可形成严重疾病，甚至危及生命。

　　引起"四高"的因素有很多，除遗传因素外，不良饮食习惯、运动量不足、长期超负荷工作或情绪波动、吸烟、肥胖等均是引起"四高"的常见因素。其中，饮食不当，如长期摄入高盐、高糖、高胆固醇、高饱和脂肪酸类的食物是造成"四高"的主要因素之一。

　　均衡饮食对每个人来说都相当重要，尤其是"四高"患者。饮食控制是"四高"患者进行自我管理的一项重要内容，通过饮食调养可以改善患者的血压、血脂、血糖、尿酸指数，降低各类并发症的发生风险。因此，均衡饮食、了解饮食中需遵循的原则及宜忌，对于"四高"的治疗意义非常重大。

　　本书详细讲解了高血压、高血脂、高血糖、高尿酸的定义、危害和预防知识，提出"降四高"饮食原则，推荐了"降四高"明星食物的营养吃法。"四高"人群每天的膳食要均衡，改掉吸烟、喝酒等不良生活习惯，坚持适量运动，保持心理健康，多管齐下才能有效控制"四高"。另外，定期进行个人身体检查有助于早发现、早治疗，减少疾病的发作频率和对健康的危害。希望本书能给广大的"四高"患者和家属带来帮助。

CONTENTS 目录

PART 1

全面认识"四高"

PART 2

牢记饮食黄金法则，轻松降血压

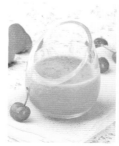
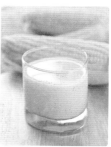

PART 3

健康饮食有宜忌，轻松降血脂

PART 4

择食进食有学问，轻松降血糖

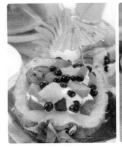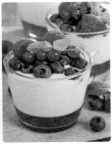

PART 5

合理饮食，有效降低高尿酸

PART 6

降"四高"明星食物的营养档案和健康吃法

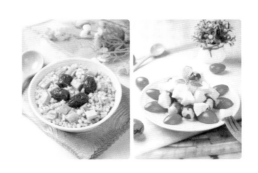

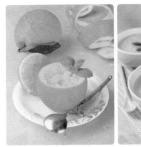
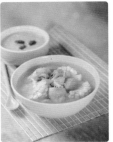

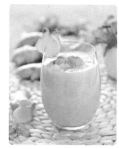
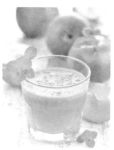

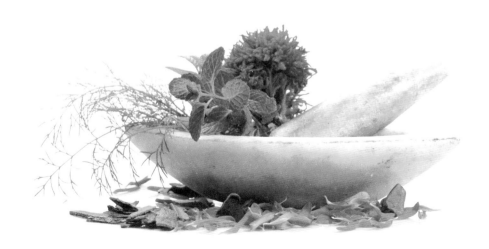

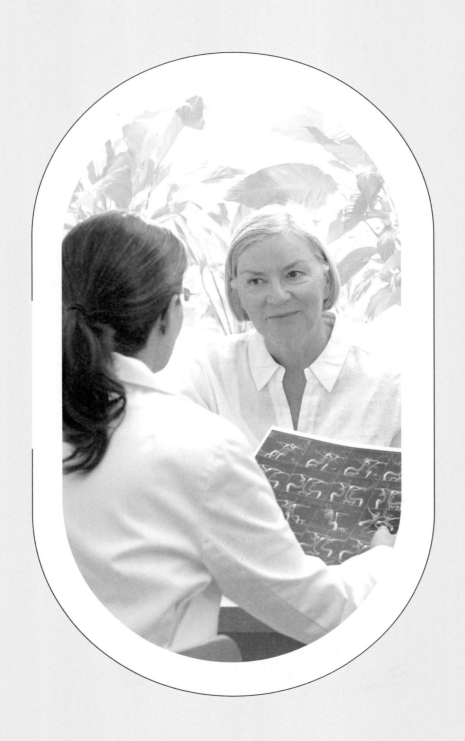

PART 1
全面认识"四高"

　　高血压、高血脂、高血糖是我们熟悉的"三高"，也是健康的三大杀手。正当我们和"三高"作斗争时，"第四高"已悄然而至，它就是高尿酸。高尿酸的全国发病率也在逐年升高，并且逐渐年轻化。只有全面认识"四高"，才能更好地对抗"四高"。

"四高" 离你有多远

测试1: 测一测你离高血压有多远

下面的测试所提到的16种情况都是有可能诱发高血压的因素，测测看自己离高血压有多远。

情况描述	是	否
1. 有饮酒的嗜好，几乎每天都喝酒	（　）	（　）
2. 喜欢吃咸的食物，盐的摄入量过多	（　）	（　）
3. 长期伏案工作，每天伏案工作10小时以上	（　）	（　）
4. 体重超重，且超过标准体重的20%	（　）	（　）
5. 很少运动，不做锻炼，也没有外出散步的习惯	（　）	（　）
6. 生活不规律，起居和饮食没有固定的时间	（　）	（　）
7. 情绪波动大，容易激动，爱发脾气	（　）	（　）
8. 长期失眠，需借助药物催眠，但即便这样，每天的睡眠也不足6小时	（　）	（　）
9. 经常摄入过多的动物脂肪和动物内脏	（　）	（　）
10. 父母至少一方患有高血压	（　）	（　）
11. 烟龄超过一年，且每天吸烟5支以上	（　）	（　）
12. 经常处于神经紧张状态，很容易受惊吓	（　）	（　）
13. 不注重饮食的合理搭配，只吃自己喜欢吃的食物	（　）	（　）
14. 工作压力大，总怕干不好或总是干不完	（　）	（　）
15. 两年内没有做过健康体检，甚至没有测量过血压	（　）	（　）
16. 容易疲劳，跟其他人做相同的事，别人不累，自己却很疲惫	（　）	（　）

高血压自测情况解析

选择的"是"越多，表明患高血压的概率越大，尤其当超过10个"是"时，就更要多加注意，并在日常生活中自觉规避那些容易引发高血压的行为；选择的"否"越多，表明患高血压的概率越小，请继续保持预防高血压的生活方式。

测试 2：测一测你离高血脂有多远

下面的测试所提到的15种情况都是有可能诱发高血脂的因素，测测看自己离高血脂有多远。

情况描述	是 (+1)	否 (-1)
1. 甘油三酯、总胆固醇、低密度胆固醇中有一项超标	（　）	（　）
2. 吃肥肉多	（　）	（　）
3. 运动少	（　）	（　）
4. 吃油多	（　）	（　）
5. 不喜欢吃坚果或者粗粮	（　）	（　）
6. 经确诊属于心梗患者	（　）	（　）
7. 经常感觉烦躁易怒	（　）	（　）
8. 经常感觉腰酸、耳鸣	（　）	（　）
9. 腹型肥胖（肚子大）	（　）	（　）
10. 经常感觉头晕、身重	（　）	（　）
11. 经常感觉上腹胀满	（　）	（　）
12. 经常感觉口中黏腻	（　）	（　）
13. 经常感觉汗多而黏	（　）	（　）
14. 经常感觉大便黏滞不爽	（　）	（　）
15. 经常感觉舌苔厚腻	（　）	（　）

高血脂自测情况解析

6分以下：没有发现高血脂的症状，请继续保持良好的生活方式和身体状态。

6~12分：虽然现在还没有出现高血脂症状，但是也比较危险了，建议多了解关于高血脂的知识，在日常生活中加以注意，争取离高血脂越来越远。

12分以上：高血脂的症状开始出现，建议采用各种调理方案进行调理。如有必要，请咨询专业医生。

测试 3：测一测你离高血糖有多远

下面的测试所提到的15种情况都是有可能诱发高血糖的因素，测测看自己离高血糖有多远。

情况描述	是 (+1)	否 (-1)
1. 很少在起床后的 15 分钟内恢复到非常清醒的状态	（　）	（　）
2. 早晨需要使用茶、咖啡、烟或甜食来唤醒身体	（　）	（　）
3. 很喜欢甜食、面包、谷物或通心粉类食物	（　）	（　）
4. 经常在白天或饭后感到乏力	（　）	（　）
5. 喜欢饭后吃甜食或某些刺激物	（　）	（　）
6. 经常出现情绪波动或无法集中注意力的情况	（　）	（　）
7. 6 小时不吃东西会感到头晕或心烦	（　）	（　）
8. 对压力的反应偏大	（　）	（　）
9. 精力不如从前	（　）	（　）
10. 感到很疲惫，也不想锻炼	（　）	（　）
11. 在生活习惯没有发生变化的情况下，体重还是增加，而且很难减掉	（　）	（　）
12. 减肥后很难再增肥	（　）	（　）
13. 经常口渴、小便频繁（特别是晚上）	（　）	（　）
14. 视力模糊	（　）	（　）
15. 生殖器官瘙痒，或者鹅口疮反复发作	（　）	（　）

高血糖自测情况解析

4分以下：血糖平衡情况很不错，理想情况是0分。

4~9分：存在潜在的血糖问题，建议找营养师或健康管理师进行咨询；一个月后再次测试，如果分数没有减少，请去医院就医。

9分以上：存在严重的血糖问题，建议去医院看医生并检查血糖水平。

测试 4：测一测你离高尿酸有多远

下面的测试所提到的14种情况都是有可能诱发高尿酸的因素，测测看自己离高尿酸有多远。

情况描述	选项及分值		
1. 你是男性，请判断年龄阶段	A. ≥ 49 岁（+2）	B. 40~48 岁（+1）	C. <40 岁（0）
2. 你是女性，判断年龄阶段	A. <40 岁（-1）	B. ≥ 40 岁（0）	
3. 爱吃贝壳类海鲜	A. 经常吃（+1）	B. 偶尔吃（0）	C. 基本不吃（-1）
4. 爱吃动物内脏	A. 经常吃（+1）	B. 偶尔吃（0）	C. 基本不吃（-1）
5. 爱吃蔬菜	A. 基本不吃（+1）	B. 偶尔吃（0）	C. 每天都吃（-1）
6. 常喝酸奶、牛奶	A. 经常喝（-1）	B. 偶尔喝（0）	C. 基本不喝（+1）
7. 常吃水果	A. 经常吃（-1）	B. 偶尔吃（0）	C. 基本不吃（+1）
8. 有饮酒的嗜好	A. 经常喝（+1）	B. 偶尔喝（0）	C. 基本不喝（-1）
9. 常喝咖啡	A. 经常喝（+1）	B. 偶尔喝（0）	C. 基本不喝（-1）
10. 常喝浓茶	A. 经常喝（+1）	B. 偶尔喝（0）	C. 基本不喝（-1）
11. 常喝含糖饮料	A. 经常喝（+1）	B. 偶尔喝（0）	C. 基本不喝（-1）
12. 每日的饮水量	A. 2 升以上（-1）	B. 1~2 升（0）	C. 1 升以下（+1）
13. 家族中有人患痛风或高尿酸	A. 有（+1）	B. 没有（0）	
14. 体重所属于的类型	A. 偏瘦（-1） B. 正常（0）	C. 超重（+1）	D. 肥胖（+2）

高尿酸自测情况解析

　　-1分以下：痛风想要骚扰你可并不容易，请继续保持健康的生活习惯。

　　-1~5分：发生高尿酸的风险较高，但良好的生活及饮食习惯有助于降低患病的风险。

　　6~13分：发生高尿酸的风险高，痛风也许已经潜伏在体内；若已有痛风发作的相关症状，请及时就诊。

"四高" 对人体的危害

　　根据《中国居民营养与慢性病状况报告（2020 年）》，中国人口中，高血压患者达到 4.2 亿人；血脂异常人口有 2 亿人；糖尿病人口有 1.21 亿人，为全球第一。同时，我国高尿酸的患病人数已经超过 1.2 亿，成为继高血压、高血脂、高血糖之后的"第四高"慢性病。

高血压对人体的危害

　　血压是指血液在人的血管中流动时对血管壁产生的压力；高血压是指体循环动脉血压增高，常伴有心、脑、肾等器官损害或器质改变为特征的全身性疾病。

　　高血压对寿命有一定的影响，但只要及早接受科学系统的降压治疗，同时积极改善生活方式，就能降低高血压对寿命的影响。

　　高血压可以引起脑损害，如脑卒中（包括脑出血、脑梗死）、短暂性脑缺血发作等。有数据表明，70%的脑卒中与高血压有关，而脑卒中是导致血管性痴呆的重要原因。

　　高血压对心脏也有着重大影响。据数据显示，20%~30%的高血压患者伴有左心室肥大；50%的心肌梗死与高血压有关。同时，高血压会增加冠心病和心力衰竭的患病概率。

　　长期高血压会使肾小球压力增高。如果高血压持续10~15年，肾小球就会受到损害，肾微小动脉会发生病变，进而导致肾功能减退，甚至引发肾衰竭；如果高血压持续15年，42%的患者会出现肾损害。重度高血压可使尿毒症的危险增加11倍。

　　高血压还可能导致视力下降。78%的高血压患者伴有眼底病变，严重时还会导致失明。

高血脂对人体的危害

高血脂亦称"血脂代谢紊乱"，是指某一类或某几类血浆脂蛋白水平降低或增高的一组异常变化，医学上称之为"高血脂症"。血中高密度脂蛋白异常降低、甘油三酯异常增高、低密度脂蛋白与总胆固醇异常增高均是动脉粥样硬化与心脑血管硬化的危险因子。

大量研究资料表明，高血脂是脑卒中、冠心病、心肌梗死、猝死的危险因素。此外，高血脂也是导致高血压、糖耐量异常、糖尿病的重要危险因素。所以必须高度重视高血脂的危害，积极预防和调理。

高血脂是引起动脉粥样硬化性疾病的主要危险因素。血脂的升高，使得血液中的脂质更易沉积于血管壁内膜，脂质再与复合糖类在血管壁内膜聚集，就会引起血管壁内膜的炎性反应，进一步导致纤维组织的增生、钙质的沉淀，最终使动脉血管壁失去弹性，血管腔变得狭窄。血管被阻塞，就会引发梗死、卒中；血管壁脆性太强，就可能出现破裂、出血等问题，导致脑出血等大问题。这些疾病的发病率高、危害大、病情进展迅速。在我国，每5例死亡中就有2例死于各类心血管疾病。

高血脂会导致冠心病。冠状动脉是滋养心脏的血管，当人体长期处于高血脂状态，冠状动脉也可能出现动脉粥样硬化。冠状动脉血管腔内变窄，血管内血流量变小甚至断流时，心肌缺血、心肌梗死就会出现。

高血脂可以导致肝功能受损。脂肪肝发病率高达5%~10%，成人体检中转氨酶增高者约35%为脂肪肝，有些患者可发展成肝硬化。高血脂的人患脂肪肝的概率是其他人的3倍。轻度脂肪肝多数无自觉症状，中度、重度脂肪肝表现为肝大、食欲减退、肝区胀痛、转氨酶升高，少数出现轻度黄疸、脾大等。保持血脂健康对预防和改善脂肪肝十分重要。

高血糖对人体的危害

高血糖是指血糖高于正常值。临床上，空腹血糖高于6.1毫摩尔/升，餐后2小时血糖高于7.8毫摩尔/升，均可称为高血糖。虽然高血糖只是一种对血糖检测结果的判定，但是长期的高血糖会使全身各个组织器官发生病变，出现血糖异常的患者应及早重视、预防。

高血糖患者会出现口渴、多饮的症状。这是由于血糖升高，大量水分丢失，使血液渗透压相应升高，而高渗状态会刺激下丘脑的口渴中枢。同时，血糖升高、尿糖增多，还可引发渗透性利尿，从而引起多尿的症状。另外，胰岛素相对或绝对的缺乏会导致体内葡萄糖不能被利用，蛋白质和脂肪消耗增多，还会让高血糖患者出现乏力、体重减轻的情况。

值得注意的是，短时间、一过性高血糖对人体并无严重损害，但长期的高血糖会使全身各脏器及组织发生病理改变，引发各种慢性并发症。血糖波动越大，并发症发生率越高。

糖尿病会造成糖代谢障碍，影响大脑、心脏等重要脏器的热量供应，严重的还会危及生命。

当糖尿病患者的血糖浓度超过肾糖阈的时候，肾小管就不能吸收全部被肾小球滤过的葡萄糖，因此这些葡萄糖就会通过尿液排出体外，此时身体开始动用存储的脂肪来供给热量。但是，体内胰岛素的缺乏和身体对胰岛素的不敏感，又会引起脂肪代谢紊乱，如高甘油三酯血症、血中极低密度脂蛋白升高、高密度脂蛋白降低和游离脂肪酸增加等。另外，当体内胰岛素严重缺乏的时候，脂肪组织就会大量分解，随之产生大量酮体堆积，使血酮体升高，造成酮症酸中毒，甚至昏迷。

糖尿病患者体内的糖代谢发生紊乱时，肌肉和肝脏的蛋白质合成减少、分解增加，呈负氮平衡状态，患者就会出现肌肉萎缩、疲乏无力等症状，导致免疫力降低，非常容易患上结核病、毛囊炎、泌尿系统感染等疾病。

糖尿病患者如果长期处于高血糖的状态，细胞外液渗透压就会增加，使细胞内的水分被吸收到细胞外，造成细胞脱水。另外，高血糖还使得大量的水和钠、钾、镁等电解质从尿液中排出，引起细胞内水和电解质代谢紊乱。

糖尿病会引起很多并发症，如糖尿病视网膜病变、糖尿病肾病、糖尿病神经病变和糖尿病性心脏病等。另外，糖尿病还会引发血脂升高、血液黏稠度增加以及冠心病、动脉粥样硬化、下肢动脉硬化和脑血管病变等。

据统计，糖尿病患者发生失明的概率比一般人群高出10~23倍；患冠心病的概率比一般人群高出3~5倍；发生坏疽和截肢的概率比一般人群高出20倍；患脑血管疾病的概率比一般人群高出2~4倍；患高血压的概率比一般人群高出17倍。由此可见，糖尿病对日常生活和健康的影响是非常大的。

高尿酸对人体的危害

高尿酸和高血压、高血糖、高血脂一样，也是一种和生活方式密切相关的疾病，医学上称之为"高尿酸血症"。很多人都知道高尿酸会导致痛风，却不知道它的危害远远不止痛风，高尿酸的成因为嘌呤代谢和（或）尿酸排泄障碍。痛风特指急性痛风性关节炎和慢性痛风石疾病，可并发肾脏病变，重者可出现关节破坏、肾功能受损。高尿酸是痛风的重要生化基础和病因，二者是密切相关的。另外，高尿酸和痛风与代谢综合征、2型糖尿病、高血压、心血管疾病、慢性肾病等密切相关，是这些疾病发生发展的危险因素。

正常人每天尿酸的产生、吸收与排出呈平衡状态，而大部分高尿酸和痛风患者经肾脏排出的尿酸明显减少，导致尿酸代谢失衡，血尿酸盐饱和。尿酸盐结晶沉积在关节，会导致痛风性关节炎；沉积在肾小管间质，不仅会导致尿道梗阻，还会引发炎症反应，进而导致肾损伤。

长期高尿酸可导致肾功能受损、肾结石形成，患者会出现少尿、无尿、腰痛和血尿等症状。但是在高尿酸导致肾脏损害的早期阶段，有些患者没有任何症状，所以更需要提高警惕。

"四高" 之间的关系

高血压与高血脂——狼狈为奸

高血压和高血脂是"互帮互助"的关系。高血脂易使人体出现动脉粥样硬化，而动脉粥样硬化会加速高血压的形成，所以血脂高的人更容易患上高血压；而高血脂会使高血压患者的血压更加难以控制，对血管的损伤也更大。总之，我们应该积极控制好血压与血脂，使其都处于正常水平。

高血糖和高尿酸——殊途同归

高血糖与高尿酸是存在密切联系的，虽然二者引发的疾病不同。过高的血尿酸能损害胰岛 β 细胞功能，诱发糖尿病；2型糖尿病又因胰岛素抵抗产生高胰岛素血症，从而诱发高血压、肾动脉硬化症等，导致肾内血循环不足，尿酸排出减少。另外，血糖升高损害肾功能，也会导致尿酸排泄减少、血尿酸增高。高血糖与高尿酸互相影响、互为因果。20%~50%的高尿酸患者都患有糖尿病；糖尿病伴高尿酸患者的冠心病、脑卒中、高血压的患病风险明显增高。

高血压和高血糖——同宗同源

高血压与高血糖的关系非常密切。数据显示，约60%的高血糖人群患有高血压，且高血糖人群的高血压患病率是血糖正常人群的2倍以上。高血压与高血糖可能存在共同的遗传基因；高血糖患者的血管对具有升压作用的血管紧张素敏感；高血糖易引起肾脏损害，肾脏受损害后可使血压升高。此外，高血糖患者由于血糖增高，血黏稠度增加，血管壁受损，血管阻力增加，易出现高血压。高血糖通常还会加重高血压。

最易患 "四高" 的人群

吃盐多的人

盐的主要成分是氯化钠，高钠可以造成体内的水钠潴留，引起血容量的增多，还会导致血管平滑肌细胞肿胀，管腔狭窄，血管阻力增加，加重心脏、肾脏的负担，使血压升高。吃盐多的人体内的钠元素含量比较高，被控制的水分也多，血液的容量也会增多，进而容易形成高血压。这类人群要注意定期监测血压，更要减少盐的摄入。

喝酒多的人

长时间过量饮酒会对动脉血管产生刺激，甚至会造成一定程度的损伤，容易导致动脉硬化或引发血压升高等异常状况。

身体肥胖的人

身体肥胖的人皮下脂肪量较多，心脏的负担也较大，血管的阻力也容易增加，容易出现高血压。由于胰岛功能也会受到肥胖的一定影响，高血糖也更容易形成。此外，体内脂肪含量过高、胆固醇过高也容易形成高血脂。

性情比较急、容易紧张的人

保持良好的心态对身体健康起到重要的作用。性子比较急的人，易长时间处于紧张、焦虑等不良状况，体内的生理调节能力会降低，容易出现"四高"。

有"四高"家族遗传史的人

"四高"具有明显的家族遗传倾向。家族中出现过"四高"症状的人群，需要加强预防工作。

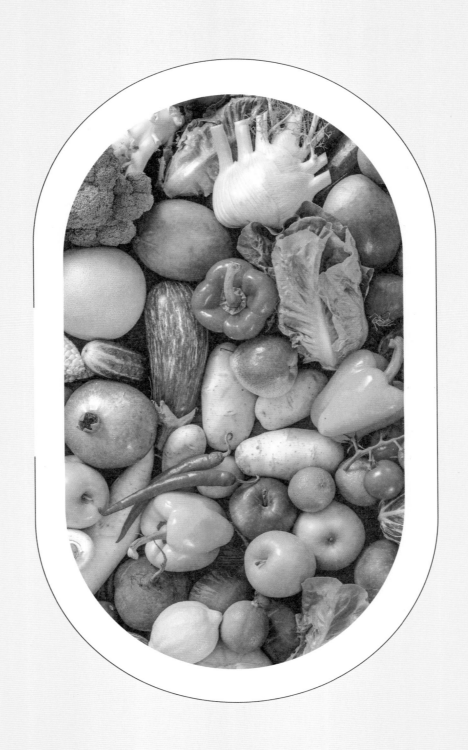

PART 2

牢记饮食黄金法则，
轻松降血压

高血压一方面会使患者身体健康遭受困扰和危害，不能进行正常的生活和工作；另一方面也会使患者的精神饱受煎熬。不过，高血压患者只要做好自我管理工作，就能大大减轻病症的折磨。日常饮食对血压的控制有很大帮助，是高血压患者自我管理的重要内容。

降血压 黄金膳食原则

少盐、少油

○ 少盐饮食

高血压患者的饮食宜清淡，在烹饪过程中要控制好盐及含盐调味品的用量。盐是导致高血压的重要"元凶"。实验证明，对于早期或轻度的高血压患者，单纯限制食盐的摄

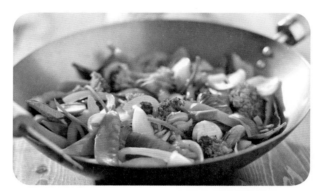

入量就有可能使血压恢复正常；对于中、重度高血压患者来说，限制食盐的摄入量，不仅可以提高降压药物的疗效，而且可以减少用药剂量。

一般来说，凡是有轻度高血压或是有高血压家族史的人群，其每天的食盐摄入量需要控制在5克以下；而对于血压较高或是合并心力衰竭的患者，其食盐摄入量更要严格控制，每天的用盐量以1~2克为宜。此外，常见的一些加工食品如火腿、腌肉、腊肉、蜜饯、泡菜、沙茶酱等含钠盐较高，高血压患者不宜食用。

○ 少油饮食

高血压患者要尽量避免食用动物油，如猪油、牛油等，因为动物油中含有较高的饱和脂肪酸和胆固醇，易导致血栓形成，进而引起高血压、冠心病、脑卒中等；可适当摄入植物油，如葵花籽油、花生油等，因为植物性油脂中含不饱和脂肪酸较多，不仅能延长血小板凝集时间，从而控制血栓形成，达到降血压的效果，还可预防脑卒中，但切记一定要控制摄入量。

少糖

在很多人的认知里，高血压患者需要控盐，而高血糖患者需要控糖。其实高血压患者也需要限制总热量的摄入，限制碳水化合物尤其是游离糖的摄入。很多食物中都会额外添加糖，包括我们常吃的白糖、红糖、冰糖，加工食品饮料中常添加的果葡糖浆，以及蜂蜜、果汁中的糖等，这些单糖和双糖被统称为"游离糖"。与谷类和薯类里含有的淀粉不同，游离糖进入人体后，会被迅速吸收进入血液。大量摄入游离糖会使心率加快、血管收缩，同时体内水钠潴留，全身总血容量增多，血压随之升高。同时，游离糖还会引起高血糖、高血脂等，因而也是导致高血压和心血管疾病的"隐形杀手"。但在目前的食品工业中，游离糖被广泛应用，各种饮料、中西式点心、糖果、冰激凌中都有它们的身影。众所周知，含糖饮料中的糖含量极高，然而，即使在粗粮面包、猪肉脯、香肠、薯片等看似不甜的食品，甚至是酸奶这种"健康食品"中也含有数量惊人的游离糖。

高血压患者如果对此类食物的摄入毫无节制，那么控制好血压绝非易事。所以，在购买精加工食物前，需要查询配料表和营养成分表，尽量少买或者不买糖类添加剂过多和能量、脂肪含量过高的食物。

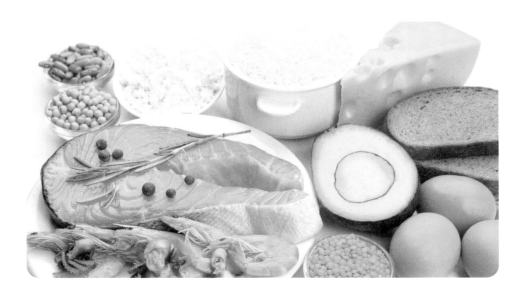

合理摄入蛋白质

　　研究表明，适量摄入优质蛋白质可以降低血压升高的风险。蛋白质及其所含的某些氨基酸对于血压调节的重要作用主要表现在三个方面：控制血管壁的蛋白质合成，保护血管壁，防止其破裂；氨基酸及其代谢物有利尿排钠的作用；通过中枢神经系统直接作用于交感神经，使血压下降。高血压患者要多选择鱼类、大豆及豆制品来作为蛋白质的主要来源。一般高血压患者每日每千克体重应摄入蛋白质1克，但病情控制不好或消瘦者可将此含量增至1.2~1.5克。

　　摄入优质蛋白质对防治高血压有一定作用，但其作为升压因子的可能性并不能完全排除，因为蛋白质在分解过程中可以产生一些具有升压作用的胺类，如酰胺、色胺、苯乙胺等，这些物质在人体肾功能正常时能进一步氧化成醛，由肾脏排出体外；但在人体肾功能不全或肾脏缺氧时，可导致胺的蓄积，完全有可能升高血压。另外，人体的三大营养素——蛋白质、脂肪和碳水化合物在体内是可以相互转化的，长期摄入的蛋白质过多、热量过高，也可造成肥胖、血管硬化，使血压升高。因此，高血压患者应适量摄取蛋白质，但合并肾功能不全者应限制蛋白质的摄入量。

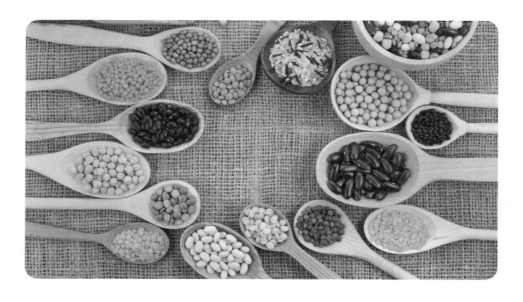

规律饮食，多吃蔬果和粗粮

高血压患者要做到规律饮食，三餐定时定量，细嚼慢咽，不可过度饥饿或过度饱食。高血压患者每餐的食物可选择体积大、热量低、含膳食纤维多等容易让人产生饱足感的营养密集型食物，从而控制每餐热量摄入，避免饱餐后出现因血管舒张、调节功能降低而引起的血压波动。

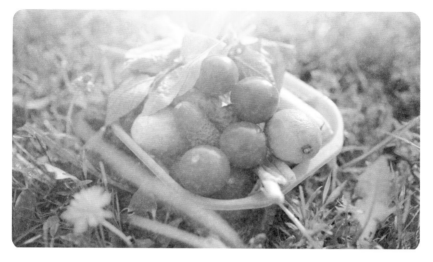

高血压患者可多吃蔬果和粗粮。蔬果中含有大量的维生素、纤维素以及微量元素，这些营养元素对控制血压、保持身体健康有很大帮助。蔬果中的维生素C有助于排出体内多余的胆固醇，从而有效地预防动脉粥样硬化；维生素E是人体重要的抗氧化剂，可防止生物膜（包括细胞膜、细胞器膜）和脂蛋白中多不饱和脂肪酸、细胞骨架及其他蛋白质的巯基受自由基和氧化剂的攻击，还可保护红细胞，预防血液凝结及强化血管壁，尤其适合合并有冠心病及脑供血不足的高血压患者。另外，蔬菜中含钾盐较多，钾也可起到一定的降压作用。粗粮中含有的膳食纤维可以减少肠道对胆固醇的吸收，促进胆汁的排泄，降低血液中的胆固醇水平，有效地预防高血压、冠心病等疾病。国外一项长达12年的研究表明，多食粗粮还可以降低人们患缺血性脑卒中的风险。

牢记外食原则

随着生活方式的改变，在外就餐和点外卖成为不得不提的部分。部分商家为了吸引顾客，在增加口感方面精益求精，同时考虑到生产成本，而采取了减少食材使用量、借助调味料的方式。例如，一碗红烧牛肉面里，几乎都是面条，只有极少数的牛肉和蔬菜，而它的口感是靠足量的盐、足量的糖和足量的淀粉等调味品来提升的。

在外就餐和点外卖时，多一些注意就多一些健康。比如口味重的食物应尽量避免，其他食物也不可贪食。参加宴会时也要注意饮食分寸，吃到七八分饱就好。

另外，掌握以下几个小技巧也利于我们的健康：吃饭前先喝些清汤或白开水，增加饱足感；尽量选择味道清淡的食材；尽量避免食用油炸的食物；适量点选小菜，因为小菜的热量也很高；选择去皮的肉类食用，因为去皮的肉类比含皮的肉类少5%的热量；尽量避免酒精性饮料的摄取，因为每克酒精可提供7千卡的热量；想吃东西时可来碗魔芋面，因为魔芋是一种低热量食品；多食用膳食纤维高的食物，因为膳食纤维可提供饱足感。

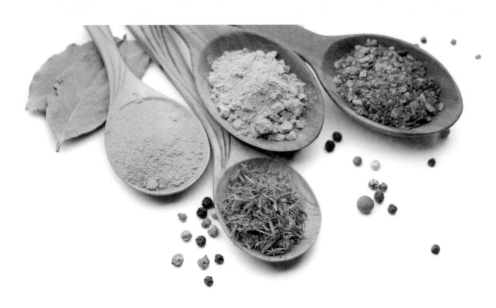

降血压 必备营养素

　　摄取必要和适量的营养素可强化体内血管、降低胆固醇、预防动脉粥样硬化，是降低血压和血脂的重要手段。高血压和高血脂患者应适当补充以下营养素。

维生素

○ 烟酸

　　烟酸旧称"尼克酸"，B族维生素之一，能协助人体主要的6种激素的合成，协助神经系统运作，具有降低胆固醇与甘油三酯含量的功能；可扩张血管、促进血液循环，对降低血压也很有帮助。

　　烟酸相对其他维生素来说是比较稳定的，经过烹调也不会大量流失，其食物来源主要为肉类（牛肉、猪肉、鸡肉、鱼肉等）、全谷类（糙米、小麦胚芽、全麦食物等）、酵母等，其中啤酒酵母和牛肉中的含量最多。此外，花生和无花果中也含有烟酸。除食物摄取外，人体可利用色氨酸自行合成烟酸。但如果体内缺乏维生素B_1、维生素B_2、维生素B_6，则无法生成烟酸，因此高血压患者还应该适当摄入其他B族维生素，以更好地促进人体生成更多的烟酸，从而降低血压和血脂。

○ 维生素 C

　　维生素C也叫抗坏血酸，对人体的作用是多方面的，如抗氧化、清除自由基，提高淋巴细胞的杀菌能力，提高人体免疫力，促进伤口愈合。其实，它还可以改善胆固醇代谢，控制血压。

　　维生素C的食物来源主要是新鲜蔬菜和水果，如甜椒、青椒、西红柿、柚子、橙子、猕猴桃等，以及新鲜叶菜类。需要注意的是，维生素C遇高温容易被破坏，所以烹调富含维生素C的蔬菜的时间不宜过长。维生素C在酸性环境中比较稳定，在烹调富含维生素C的食物时可适当放些醋，或是与酸性食物同时食用，以提高其吸收利用率。

○ 维生素 E

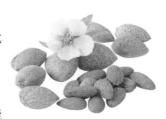

维生素E能促进胆固醇代谢，促进脂质分解、代谢，使血脂稳定，能够净化血液，降低血液中的低密度脂蛋白的浓度，防止血管硬化，同时还能对抗脂质氧化，预防动脉粥样硬化；维生素E可加强抗氧化能力，减少有双向调节作用的巨噬细胞的产生，而巨噬细胞是首先侵入动脉粥样损伤的炎性细胞，并且是最终形成粥样斑块的主要成分；维生素E还具有扩张血管及抗凝血的作用，可减缓血液凝固速度，同时保护血管内皮细胞的完整性，避免游离脂肪及胆固醇在伤口沉积，同样具有预防动脉粥样硬化的作用。

维生素E的食物来源主要是全谷类（如小麦胚芽、胚芽米、鲜酵母等）、坚果类（如杏仁、花生等）、植物油（如玉米油、橄榄油、花生油、葵花籽油等）、肉类、奶类及蛋类。

○ 钾

人体内如果有过多的钠，会造成水分滞留，进而引起水肿、血液量上升、血压升高等，而钾可控制肾小管对钠的吸收，有助于促进钠的代谢与排出，因此具有调节血压以及维持人体细胞内渗透压与心肌收缩、舒张和能量代谢的作用，可预防心脑血管疾病。蔬菜和水果（如南瓜、茼蒿、香蕉、桃子、柑橘等）是钾最好的食物来源，谷物（如胚芽米、糙米等）、豆类（如黄豆等）、瘦肉、奶类、蛋类也含有钾。

○ 镁

镁是维持心脏正常运作的重要元素，能辅助心脏顺利收缩、跳动，将血液运送至全身。镁能减少血液中的胆固醇含量，防止动脉硬化，同时还能扩张冠状动脉，有利于预防高血压及心肌梗死。镁的食物来源主要是绿叶蔬菜，粗粮、坚果也含有丰富的镁，而肉类、淀粉类食物及牛奶中的镁含量中等。高血压患者可根据自身实际情况选择食用。

○ 硒

硒有很强的抗氧化能力，能保护人体免受自由基的侵害。硒和维生素搭配，可保护细胞膜，防止不饱和脂肪酸的氧化，还可使血管扩张，预防动脉粥样硬化，降低血压。硒的食物来源主要为动物内脏、海产品（如海参、淡菜、梭子蟹、黄花鱼、带鱼等）、瘦肉、谷物（如小麦、大米等）、奶制品及水果蔬菜。

○ 锌

锌能减少有害物质对血管的伤害，降低其对血压产生的影响，还能通过调节免疫功能而控制血压，通过肾素-血管紧张素参与维持血压的平衡；能刺激胰岛素的生成和释放，对胰岛素的生物活性和稳定性起重要作用，对预防高血压、高血脂并发糖尿病有重大意义。含锌量最高的食物是贝壳类海产品，如牡蛎、蚌等；动物内脏（"四高"患者慎食）、红色肉类、鱼类、坚果类等的含锌量也较多。

膳食纤维

水溶性膳食纤维能降低胆固醇含量，可预防动脉粥样硬化与高血压；非水溶性的膳食纤维则能抑制脂肪与钠的吸收，调整糖类和脂类代谢，有降低血压的作用。膳食纤维的食物来源主要为全谷类、水果、蔬菜、豆类等。膳食纤维摄入量不宜过多，过多会导致腹部不适，影响其他营养素（如矿物质和维生素）的吸收。

高血压 特殊人群的饮食调养

　　高血压特殊人群主要包括老年高血压患者、妊娠高血压患者和儿童高血压患者。他们所处的生理阶段不同，所以他们的饮食安排应该既要有良好的降压效果，又要满足他们自身的生理需要。

老年高血压患者的饮食调养

　　高血压是老年人的常见疾病之一，是导致冠心病和脑血管疾病的主要危险因素，加上老年人身体抵抗力弱，因此老年高血压患者的饮食调养至关重要。

　　限制钠盐。老年高血压患者对饮食中的盐比其他人群更敏感，每天的食盐摄入量应在5克以下，血压过高时食盐摄入量应控制在3克以下。用盐腌制的食物如酱菜、腐乳、咸鱼、腊肉、腊肠等不宜吃。

　　适量进行体力活动。老年高血压患者应有规律地进行轻度体力活动，如每天进行20~30分钟慢步走。适当活动利于老年人减轻体重，降低血压。

　　饮食结构调整。老年高血压患者要控制脂肪摄入量：烹调食物时尽量选择植物油，不用或少用动物油；忌吃得过饱，吃得过饱不利于消化；忌吃辛辣、刺激、油腻的食物及高胆固醇食物，如肥肉、各种动物油、动物内脏、鱼籽等。老年高血压患者应多吃水果和蔬菜，尤其是深色蔬菜，其中丰富的钾可防止血压升高，有利于对血压的控制；适当食用海带、紫菜、海鱼等。

　　戒烟限酒，适量饮茶。戒烟可有效预防多种并发疾病。过度饮酒会增加患脑卒中的风险。大量饮酒者在突然戒酒后，可能出现血压升高，故戒酒不宜突然停止，以逐步减量为宜。适量清淡饮茶对老年高血压患者大有裨益。

妊娠高血压患者的饮食调养

妊娠高血压患者的膳食调理主要是围绕有利于消肿、降压、增加蛋白质和通便等原则来展开。

控制食盐的用量。妊娠高血压患者的饮食要清淡，每天的食盐摄入量应限制在2克左右。如果水肿严重、尿量过少，妊娠高血压患者可采用无盐饮食。对于妊娠高血压患者来说，除了烹调时不加食盐之外，各种含盐食物如咸菜、酱豆腐、火腿、咸肉、腊肠、咸面包等都不宜食用；海味食品如海带、海蜇等也应尽量少吃或不吃。

控制水分摄入。妊娠高血压患者每天的饮水量不超过1000毫升，包括茶水、汤汁等。

补充优质蛋白质。妊娠高血压患者要按照每日每千克体重摄入2~3克的标准来补充蛋白质，最好选择一些优质的动物蛋白质，如乳类、瘦肉类、鱼虾类等。蛋黄中的胆固醇含量高，妊娠高血压患者每天吃一个蛋黄便可。

多食用蔬菜和水果。蔬菜和水果中含有丰富的膳食纤维和维生素，如西红柿、橘子、鲜枣等中含有较多的维生素C，不仅可以润肠通便，还能提高身体免疫力。

适当摄入具有利尿作用的食物。如冬瓜、西瓜、葫芦、茄子、茭白、玉米、赤小豆、绿豆和鲫鱼等食物都具有利尿作用，对妊娠高血压患者的健康大有裨益。

限制食用会刺激肾脏、增加肾脏负担的食物。妊娠高血压患者不宜摄入含有酒精的任何食品，包括含有酒精的调味品；不宜食用辛辣的食物，以及含挥发油、辣素、草酸多的各种蔬菜，如菠菜、韭菜、芹菜、大蒜、蒜苗、香椿芽、洋葱等。过浓的鸡汤、肉汤、鱼汤，经人体代谢后可产生过多的尿酸，加重肾脏的负担，因此也不适合妊娠高血压患者食用。

避免食用高胆固醇食物。如果在怀孕前就有高血压史，为防止出现血脂异常，妊娠高血压患者还应避免食用高胆固醇食物，如鱼籽、鱿鱼、动物脑髓、肥肉和动物内脏等。

儿童高血压患者的饮食调养

儿童高血压是一种常见的临床疾病，会影响儿童的生长发育，且因为症状不明显而易被忽视。所以，预防高血压要从儿童时期做起，应采用综合预防措施。血压偏高或有高血压家族史或偏胖的儿童应作为重点预防对象，主动定期测量血压。

在保证儿童正常生长发育需要的基础上，控制热量摄入，避免超重。家长应从孩子的婴幼儿时期开始，避免喂哺过量而使其摄入过多总热量；在日常生活中，也应监督孩子避免高脂肪、高胆固醇饮食，可适当增加不饱和脂肪酸的摄入。

鼓励低盐饮食。儿童高血压患者每天的食盐摄入量应限制在2~2.5克。

保证摄入足量的优质蛋白质。优质蛋白质有利于保障儿童高血压患者的正常生长、发育。

增加钾、钙、镁、锌等矿物质的摄入量。矿物质摄入不足会引起矿物质缺乏症，从而影响儿童营养的均衡。

鼓励低钠、低脂肪、低胆固醇饮食。儿童高血压患者不宜吃油炸类（如薯条、薯片、炸鸡翅等）、辛辣刺激的食物，及高热量食物（如冰激凌、奶油蛋糕）等。

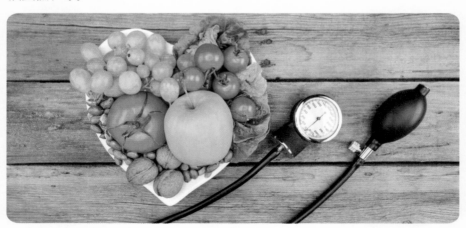

降血压 需注意的日常饮食细节

警惕含"隐形钠"的食物

限制食盐的摄入是控制血压的不二法则，尽管我们在烹饪的时候都会注意控制用盐量，但常常会忽视一些含"隐形钠"的食物。

● 含"隐形钠"较高的常见食物有皮蛋、板鸭、鲱鱼、红肠、火腿、豆腐脑、豆干、蜜饯、橄榄、烤花生、罐装番茄汁、罐装玉米、罐装泡菜等。鲜玉米可能不含钠，但等量的罐装玉米却含有高量的钠。包菜做成泡菜后，其中钠的含量就可从十几毫克变成上千毫克。

● 用盐腌制的黄瓜、酸菜、蛋类、鱼类等食物中也含有较多的钠。

● 每10毫升（1汤匙）常用的酱油中就含有700~800毫克钠，高血压患者最好选择低钠或少钠的酱油。

● 发酵类主食也含有"隐形钠"。高血压患者不宜常用发酵制作的面食做主食，因为发酵面食里都含有食用碱或小苏打，二者的主要成分是碳酸氢钠或碳酸钠，容易增加人体对钠盐的摄入。

限制饮酒

高血压的患病率随饮酒量的增加而增加，有5%~10%的高血压是由长期过量饮酒引起的。长期酗酒会使血脂升高，对健康更为不利。大量饮酒可抑制脂蛋白脂肪酶，使肝脏合成低密度脂蛋白增多，血中低密度脂蛋白清除减慢，甘油三酯浓度升高，动脉粥样硬化加速。对高血压患者来说，大量饮酒会导致血液黏稠度增加、血压升高，又因高血压患者的血管弹性小、脆性强，容易发生脑出血。

补充水分

　　水是速效稀释剂。摄入足够的水分可稀释血液、增加血容量，降低血液黏稠度，预防脑血栓及动脉粥样硬化。高血压患者血液黏稠，在每天的消化和睡眠中都要消耗大量水，睡前一杯水利于稀释血液，预防夜间血栓形成；晨起一杯水可补充一夜蒸发的水分，预防便秘。不过，高血压患者要注意，不可过多喝水，尤其不可同时摄入大量盐分，因为这样容易造成水钠潴留，加重心脏和肾脏的负担，会导致血压升高。无论是高血压患者还是高血脂患者，都应该少量多次饮水，以每次饮水量不超过200毫升为宜。这里所说的"水"不仅仅是指喝的水，也包括很多食物中含有的大量水分（适当摄入，也有稀释血液的功效）。蔬菜与瓜果除含有大量水分外，还有丰富的维生素及膳食纤维，能降低血压，阻止胆固醇的吸收，有利于降低血液的黏稠度。黑木耳、洋葱、柿子椒、香菇及草莓、菠萝、柠檬等具有抑制血小板聚集、防止血栓的作用；西红柿、红葡萄、橘子、生姜等具有类似阿司匹林的抗凝作用；香芹、胡萝卜、魔芋、山楂、紫菜、玉米等具有降脂的作用。

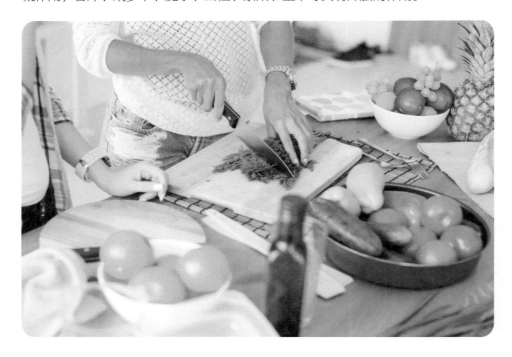

注意烹调方式

想要达到降压降脂的目的，在烹饪食物时，除了要遵循少盐、少油等基本原则之外，还应尽量设法保存食物中的营养素。一般来说，炸、烤、熏、煎等烹调方式虽然能使食物在口味上显得更为香、脆、嫩，但是不太适合高血压患者。因为这些烹调方式会严重破坏食物的营养素，甚至还会产生致癌物。煮、蒸、凉拌、炖、熬等方式烹调食物能更好地保存食物的营养，建议采用。煮对碳水化合物及蛋白质能

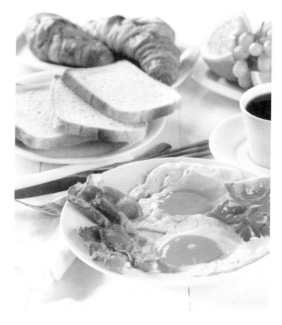

起到一定水解作用，对脂肪的影响不大，但会使水溶性维生素如维生素B$_1$、维生素C，以及矿物质如磷、钙等溶于水中；蒸对营养成分的影响和煮相似，但矿物质不会因蒸而受到损失；凉拌能更好地保留营养素；炖可使水溶性维生素和矿物质如磷、钙、镁等溶入汤中，但也会使一部分维生素受到破坏；而熬制的食物更烂软，适合老年人、身体柔弱的人食用。

现在很多人特别是年轻人非常喜爱甚至享受工作期间喝一杯咖啡。需要注意的是，咖啡不但可以使血压升高，而且还会使胆固醇升高，会加重动脉硬化，对肾炎疾病非常不利。喝一杯咖啡之后，血压升高的持续时间可长达12小时，所以高血压和高血脂患者应远离咖啡。

常见 高血压 并发症的饮食调理

高血压并发冠心病

高血压是引发冠心病的危险因素，有很大一部分高血压患者会同时患有冠心病。冠心病是冠状动脉粥样硬化性心脏病的简称，是由于冠状动脉粥样硬化、血管腔狭窄、血流不通而致，可出现心肌缺血、缺氧，心绞痛，心律不齐等症状。

饮食建议

①多吃新鲜的蔬菜和水果，如绿叶蔬菜、苦瓜、花菜、丝瓜、冬瓜等，以及富含维生素的橘子、苹果、草莓、猕猴桃、木瓜等。

②低脂饮食，控制盐的摄入。所有过咸食物及腌制品，含钠高的食物如面包、小甜饼、罐头蔬菜及海产品等，都不宜食用。

③适当补充动物蛋白。一般按照每日每千克体重摄入1克左右优质蛋白质为宜。

④控制胆固醇、脂肪酸的摄入，尤其是动物内脏、蛋黄、蟹黄等。因为脂肪和胆固醇摄入过多可引起肥胖和高血脂，而肥胖和高血脂是引发冠心病的主要因素之一。

⑤戒烟限酒。

⑥忌浓茶、辛辣、硬质饮食。

⑦宜选用含有人体必需的不饱和脂肪酸、能降低血胆固醇的植物油，尤以芝麻油、玉米油、花生油等为佳。

预防方法

①控制总热量的摄入，保持体重在正常范围内。

②执行合理的饮食计划，确保低盐低脂肪，尽量不吃动物油。

高血压并发心力衰竭

相比血压正常者的心脏，高血压患者的心脏所受到的压力更高、阻力更大。在长期负荷的情况下，左心室会逐渐肥大，发展到严重程度就会影响心脏功能，引起呼吸困难、咳嗽、咯血、发绀、水肿、肝大等一系列心力衰竭的症状。积极防治高血压，能有效降低心力衰竭的发生率和死亡率。

饮食建议

①少食多餐。

②食物宜细软、容易咀嚼、容易消化，如软馒头、小包子、各种米粥等。

③避免辛辣刺激性食物。

④摄入较低的热量，以满足身体需要即可。

⑤低钠盐、少饮水。心力衰竭患者容易发生水钠潴留，而盐会加重水肿和心力衰竭。

⑥蛋白质的摄入量不宜过高或过低，适量食用煮烂的鱼、蛋、瘦肉。

⑦多食用含钾丰富的蔬菜和水果（如香菇、土豆、茄子、海带、莴笋、香蕉等），既可以补充钾的摄入，还有利于保持排便畅通。

⑧忌吃咸肉、午餐肉等加工肉类，及油炸、烟熏、风干食品。

⑨忌吃动物内脏、黄油等高胆固醇食物。

预防方法

①养成良好的生活方式，起居有时、饮食有节、生活规律。

②选择对心脏有保护作用的降压药。

③坚持适当运动，合理控制体重。

④戒烟，不饮酒或少饮酒。

高血压并发脑卒中

脑卒中又称脑血管意外，分出血性卒中和缺血性卒中，二者都会有不同程度、不同部位的脑损伤，而后产生多种神经精神症状，常见在身体某一部位或多个部位发生功能障碍，严重时可危及生命。脑卒中一般表现为头晕、头痛突然加重或突然晕倒，继而出现肢体瘫痪、口眼歪斜、失语、昏迷等症状。

饮食建议

①宜以清淡、少油腻、易消化的平衡膳食为主。

②限量食用油脂，尽量不食用肥肉、猪油、牛油、奶油等。

③限制食用含胆固醇较高的食物，如蛋黄、鱼籽、动物内脏、肥肉等。

④低盐饮食，忌吃盐多味重的菜品或腌制品。

⑤多选用新鲜蔬菜和水果。

⑥控制总热量的摄入，保持合理体重。

⑦可适当食用含碘丰富的食物，如海带、紫菜、虾米等。碘可减少胆固醇在动脉壁沉积，防止动脉粥样硬化。

⑧吞咽功能正常的患者，所吃的食物一定要软而烂，便于咀嚼；丧失吞咽功能的患者，适合全流质饮食。

预防方法

①保持规律的生活方式和良好的饮食习惯，保证膳食平衡。

②保持适度运动，可参加一些轻体力劳动。

③保持愉悦的心情，减轻心理压力。

④戒烟戒酒。

高血压并发肾功能减退

高血压与肾功能不全存在伴发关系，高血压可引起肾脏损害，后者又使血压进一步升高，并难以控制。肾脏疾病所致的高血压被称为肾性高血压，主要由肾血管疾病（如肾动脉狭窄等）和肾实质性疾病（如肾小球肾炎、慢性肾盂肾炎、多囊肾等）所致，而高血压又会加剧肾脏病变，使肾功能减退，形成恶性循环。长期未控制的高血压可导致肾功能衰竭。高血压并发肾功能减退主要表现为多尿、口渴、尿比重降低、全身水肿等。

饮食建议

①控制每日蛋白质的摄入量。轻度蛋白尿且无肾功能损害的患者，不必严格限制蛋白质的摄入量，但总量应比健康人略少，选用优质蛋白质。

②摄入一定的碳水化合物及脂类以获得所需热量。

③食物多样化，宜清淡、少盐，避免油炸及烟熏食物。

④避免食用豆类食品和高钠食品，豆浆、豆腐等豆制品应在营养师的指导下限量食用。

⑤少吃肉汤类食物。因为肉汤中含氮浸出物较多，会导致体内尿酸增加，加重肾脏的负担。

预防方法

①适当控制蛋白质摄入量，以减轻肾脏负担，具体蛋白质摄入量以肾功能指标为指导。

②用薯类和麦淀粉来代替部分主食，以减少主食中非油脂蛋白质的摄入量，有助于保护肾功能。

③不吃甜食、高糖水果，不饮用含糖饮料。

④不宜摄入过多水分。

⑤保持低盐的饮食习惯，忌吃咸鱼、酱菜、腊肉等用盐腌渍的食物。

高血压并发高血脂

高血压的发生和发展与高血脂密切相关。大量研究资料表明，一方面，许多高血压患者伴有脂质代谢紊乱，血液中胆固醇和甘油三酯的含量均比正常人显著增高，而高密度脂蛋白含量较低；另一方面，许多高血脂患者也常并发高血压。由于高血压和高血脂都是引起动脉粥样硬化的祸根，故二者的同时存在更容易导致动脉硬化，引起心、脑、肾并发症，因此，高血压、高血脂并存时更应积极治疗。

饮食建议

①避免高脂肪、高胆固醇的食物，如奶油制品，腌制、加工的肉类食品（火腿肠等），肥肉和动物内脏类食物，坚果类食物，等等。

②避免油炸、煎烤等烹调方法。

③限制烹调用油，且最好选用茶油或改良菜籽油。

④适量控制主食及甜食、水果。

⑤多吃新鲜蔬菜、豆制品和全谷类食物。

预防方法

①控制热量摄入，适当增加活动量。

②每天吃200~250克主食，不吃甜食，可适当吃鱼类、豆类、禽类、蔬菜等。每餐不可过多，不可暴食，晚餐要少吃。

③多吃富含钙、钾的食物，如香蕉、紫菜、海带、土豆、豆制品及菇类等，以促进体内钠盐的排泄，调整细胞内钠与钙的比值，降低血管的压力，维护动脉血管正常的舒缩反应，保护心脏。

④适量吃盐。

⑤积极戒烟，酒以不喝为好。

专家连线，解答 高血压 疑问

高血压的诊断标准是怎样的？

人体血压水平主要分为三类：正常血压（收缩压＜120毫米汞柱和舒张压＜80毫米汞柱）、正常高值[收缩压120~139毫米汞柱和（或）舒张压80~90毫米汞柱]和高血压[收缩压≥140毫米汞柱和（或）舒张压≥90毫米汞柱]。根据《中国高血压

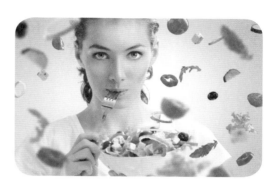

防治指南（2010年修订版）》，目前我国采用的高血压定义为在未使用降压药的情况下，当非同日3次测量上臂血压，收缩压≥140毫米汞柱和（或）舒张压≥90毫米汞柱时，考虑为高血压。此外，收缩压≥140毫米汞柱和舒张压≥90毫米汞柱称为单纯性收缩期高血压。如果既往有高血压史，目前正在使用降压药物，血压虽然低于140/90毫米汞柱，也诊断为高血压。根据血压升高的水平，高血压又可具体分为3级（详见下表）。

分类	收缩压（毫米汞柱）		舒张压（毫米汞柱）
正常血压	＜120	和	＜80
正常高值	120~139	和（或）	80~90
高血压	≥140	和（或）	≥90
1级高血压（轻度）	140~159	和（或）	90~99
2级高血压（中度）	160~179	和（或）	100~109
3级高血压（重度）	≥180	和（或）	≥110
单纯性收缩期高血压	≥140	和	＜90

注：毫米汞柱与千帕换算：1毫米汞柱=0.133千帕，1千帕=7.5毫米汞柱

高血压的主要症状有哪些?

高血压的常见症状有头晕、头痛、烦躁、心悸、失眠、注意力不集中、记忆力减退、肢体麻木等,具体症状往往因人、因病期而异。高血压早期多无症状或症状不明显。

头晕为高血压最多见的症状,常在患者突然下蹲或起立时出现,有些是持续性的。头痛多为持续性钝痛或搏动性胀痛,甚至有炸裂样剧痛,常在早晨睡醒时发生,起床活动后或饭后逐渐减轻,疼痛部位多在太阳穴和后脑勺。高血压患者的性情大多比较急躁,遇事敏感、易激动,所以心悸、失眠等症状比较常见。失眠主要表现为入睡困难或早醒、睡眠不实、噩梦纷杂、易惊醒,这与大脑皮层功能紊乱及自主神经功能失调有关。高血压患者注意力不集中、记忆力减退的症状在早期多不明显,但随着病情发展而逐渐加重,这种症状也常成为促使患者就诊的原因之一。此外,高血压患者还常有肢体麻木,常见为手指、足趾麻木,皮肤有蚁行感,颈部及背部肌肉紧张、酸痛。部分患者常感手指不灵活,一般经过适当治疗后可好转,但若肢体麻木较顽固、持续时间长,而且固定出现于某一部位,并伴有肢体乏力、抽筋、跳痛时,应及时就诊,防止脑卒中。

高血压是否会遗传?

遗传因素在原发性高血压的发病中有着非常重要的影响。针对高血压与遗传因素关系的大量研究结果显示:①双亲血压均正常者,子女患高血压的概率是3%;父母一方患高血压,子女患高血压的概率是28%;双亲均为高血压患者,子女患高血压的概率是45%。②高血压患者的亲生子女和养子女的生活环境虽然一样,但亲生子女较易患高血压。③孪生子女一方患高血压,另一方也易患高血压。④同一地区,不同种族之间的血压分布及高血压患病率不同。⑤高血压产妇的新生儿血压要比正常产妇的新生儿的血压高。⑥摄盐过多、肥胖等高血压发病因素也与遗传有关。

血压降得越快越好吗？

很多人心急让血压快速回到正常水平，或是擅自服用多种降压药物，或是擅自增加药物的剂量，其实这都是不正确的，而且这样做可能引起严重的后果。

根据高血压的治疗原则，高血压患者短期的血压降压幅度应控制在原来血压的20%以内，如果太过急降，可能会使身体出现代偿反应，引发头晕目眩、四肢无力、胸闷等症状，严重的还有可能导致大脑以及冠状动脉供血不足，从而出现脑血栓、心脏衰竭等状况。

若病程较长且合并有冠心病的患者，舒张压不宜降至85毫米汞柱以下，以免诱发急性心肌梗死。

对于需要立即降压处理的高血压急症，应在短期内给予降压，但降压时应有一定的限制，血压下降幅度一般不应超过25%~30%，不要求立即降至正常。

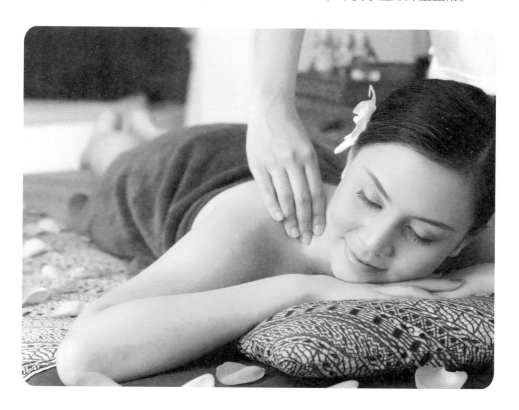

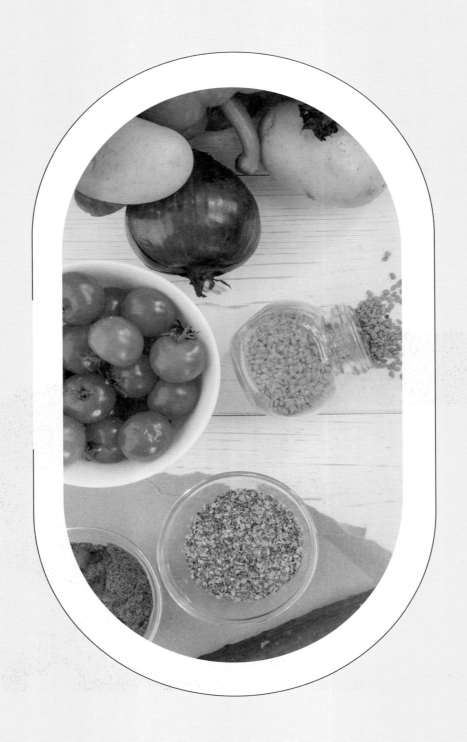

PART 3

健康饮食有宜忌，
轻松降血脂

　　饮食疗法就是合理地调理饮食，使血脂控制在理想的范围之内。懂得黄金膳食原则，就能有效地降低血脂。合理的饮食不仅可以提高降脂药物的疗效，而且在某些情况下可适当减少用药种类和剂量，从而减轻药物可能带来的副作用。

降血脂 饮食黄金法则

低热量、低胆固醇、高膳食纤维

○ 低热量

如果摄入的多余热量超过人体的消耗，就会变成脂肪贮存于体内，从而使人发胖。研究证明，肥胖者患高血压、高血脂、冠心病、糖尿病的概率比体重正常的人高很多。所以，高血脂患者要注意低热量饮食，减少脂肪和碳水化合物的摄入量。如果人体摄取大量的脂肪，多余的脂肪无法及时消化，就会沉积在体内，使得体内脂肪增多，血液中的脂肪水平升高，罹患心血管疾病的风险增加，所以要在饮食中控制脂肪的摄入。碳水化合物是主要的热量来源，过多摄入碳水化合物既容易增加高血糖的发病风险，又会增加体内的脂肪，因此高血脂患者应当控制碳水化合物的摄入量，保持低热量饮食，以有效控制胆固醇的升高。

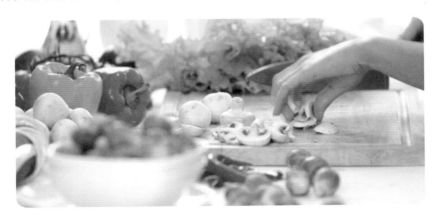

○ 低胆固醇

虽然饮食对血液中胆固醇的影响比较小，但是长期进食胆固醇含量高的食物，如动物脑、肾、肝，鱼籽、蟹黄等，也会影响体内新陈代谢，使得血液中的胆固醇水平升高，从而加剧病情。高血脂患者可以多食用豆类及豆制品，其中丰富的不饱和脂肪酸、卵磷脂及维生素E均有降低血液中胆固醇的作用。此外，鱼类、香菇、黑木耳、洋葱、大蒜、茶叶等食物也都有一定的降低胆固醇的作用，高血脂患者可以适当食用。

○ 高膳食纤维

高膳食纤维的食物可以阻止人体对胆固醇的吸收，有助于降低血清中胆固醇的含量，所以高血脂患者可适当多吃富含膳食纤维的杂粮（如燕麦、玉米、荞麦、糙米等）、新鲜蔬菜和水果等。

营养均衡

饮食对高血脂患者的病情影响重大，所以在日常生活中，高血脂患者一定要从饮食入手来控制病情。要达到营养均衡的饮食目标，就应当设计合理的饮食结构，科学摄取人体所需的营养物质。针对一般高血脂患者，有关专家设计出了一套饮食方案，用两句话概括，即"一二三四五""红黄绿白黑"。

○ "一二三四五"

"一"是指高血脂患者可以每日饮用一袋250毫升的牛奶，在补充钙和蛋白质的同时，又能降低血液中胆固醇的浓度，减少高血脂的发病概率；"二"是指每日摄取250~350克的碳水化合物，即300~400克的主食，根据个体胖瘦可有少许量的调整，肥胖者可以少吃一些，消瘦者可以多吃一些；"三"是指每日进食三份高蛋白质食品，每份可为50克瘦肉，或1个鸡蛋，或100克鸭肉，或100克鱼虾，或100克豆腐，每日早、中、晚餐各一份；"四"是指"不甜不咸，有粗有细，三四五顿，七八成饱"中的"三四五顿"，即少食多餐；"五"是指每日摄取500克的蔬菜和水果，一般高血脂患者每日可吃400克蔬菜、100克水果。

○ "红黄绿白黑"

"红"是指西红柿等红色食物，除能去脂降压外，还可使男性前列腺癌的发生率减少45％；"黄"是指胡萝卜、红薯、南瓜、玉米等黄色食物，可促进肠道蠕动，降低血液中的胆固醇含量；"绿"是指绿色蔬菜和绿茶，绿色蔬菜所含的维生素和绿茶所含的茶多酚、茶碱等有去脂降压等多种功效；"白"是指燕麦片或燕麦粉，兑入牛奶合食，可起到降血脂的作用；"黑"是指黑米、黑豆、黑木耳、香菇等黑色食物，有助于降低血脂。

远离高热量、高钠、高胆固醇食物

饮食疗法固然是高血压、高血脂患者自我调理的重要方法，但有我们常吃的很多食物看似平常，却对控制血压、降低血脂起着相反的作用。高血脂患者应该全面了解哪些食物不宜多吃或不能吃，以保证饮食疗法的有效性。

○ 高热量、高钠食物

高血脂患者可以通过肉类食物获取丰富的蛋白质，但是很多肥肉和动物肝脏不仅含有较多的脂肪，还含有很高的胆固醇，若过多食用这些食物，不仅会导致脂肪堆积，引起肥胖，不利于控制已有病情，还可导致胆固醇在动脉壁上沉积，使管腔狭窄、血流受阻而造成血压升高，增加心脏的负荷，甚至导致动脉粥样硬化、冠心病等。肥猪肉、猪蹄、猪肝、猪大肠、猪腰、猪脑、猪肚、牛髓、牛肝、羊肝、羊髓、鸡肝、鸡爪、烤鸭、鸭蛋、鹅蛋等均是高脂肪、高热量、高胆固醇食物，高血压和高血脂患者要尽量少吃或不吃；腊肉、腊肠、香肠、午餐肉、熏肉、火腿、咸鸭蛋、松花蛋等在制作过程中加入了很多盐，钠含量极高，多食对控制病情不利。

除了肉类，高血脂患者还要远离高热量、高钠的零食饮品及调味料。苏打饼干、薯片、方便面等食物不仅含有较高钠盐，还可能含有潜在致癌物质——丙烯酰胺；巧克力是典型的增肥食物，高糖、高油、高热量；冰激凌等冷饮进入胃肠后会刺激胃肠，使血管急剧收缩，血压升高，病情加重，并容易引发脑出血。不要试图用咖啡来提神，咖啡可导致血清总胆固醇、低密度脂蛋白胆固醇以及甘油三酯水平升高，而且大部分咖啡的热量和脂肪含量均较高，会使血脂过高。

此外，牛油、猪油、黄油等含有大量脂肪，热量极高，食用宜适量。一些重口味的调味料，如辣椒、芥末、咖喱粉等，不仅热量高，还辛辣刺激，容易使血压升高、心跳加快，会加重高血脂病情；过多食用豆瓣酱、榨菜、鱼露等，可使血压升高，心脏负担加重，甚至引发心力衰竭。

○ **高胆固醇食物**

一般来说，水产品的胆固醇含量很低，饱和脂肪酸含量也较低，但蟹黄、蟹膏、虾头、虾皮、鱼籽、鲍鱼等胆固醇含量较高，在食用时最好去掉。如蟹黄可使血清胆固醇水平升高，过量的胆固醇堆积在血管内壁，还可形成脂斑，甚至引发动脉粥样硬化等；每100克虾皮中含有428毫克胆固醇，食用后对患者控制血压和血脂极为不利；鱼籽不但可使血清胆固醇水平升高，而且可使低密度胆固醇在血

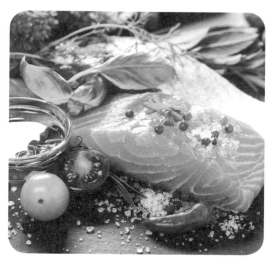

管内壁堆积，从而诱发动脉粥样硬化、冠心病等心血管并发症。此外，鲍鱼中的胆固醇含量及钠含量极高，食用后易造成血压升高，引发心脑血管并发症。以上提到的食物，高血压和高血脂患者应尽量不吃。

降血脂 应补充的营养素

高血脂患者除了需要合理进食三大营养物质之外，还应当进食一些对身体有益的微量元素。很多微量元素不仅是人体生长、发育、活动必不可少的营养素，而且利于预防血脂升高。

不饱和脂肪酸

不饱和脂肪酸能够防止动脉中胆固醇的沉积，辅助治疗心脏病，促进脂肪分解消耗，同时预防脂肪蓄积，减少患高血脂的概率。不饱和脂肪酸在目前已知的天然营养元素中，降胆固醇的作用是最明显的。

不饱和脂肪酸的食物来源为坚果类（巴西胡桃和腰果除外）、新鲜肉类、植物油（如玉米油、橄榄油、葵花籽油、大豆油、花生油等）、大部分鱼类、蛋类、奶类等。高血脂患者每天摄取的全部热量中，至少应该有1%的不饱和脂肪酸；高血脂患者如果摄取了大量的碳水化合物，则需要摄取更多的不饱和脂肪酸。

维生素

○ 维生素 E

维生素E是一种脂溶性维生素，也是一种重要的抗氧化剂，可促进脂类分解、代谢，有助于胆固醇的转运与排泄，稳定血脂，还能抗凝血，保护血管内皮细胞。

维生素E的食物来源主要是未精加工过的植物油、小麦胚芽、胚芽米、鲜酵母、肉、奶、蛋、绿色蔬菜、坚果、干果。

○ 维生素 C

维生素C能促进胆固醇代谢，影响高密度脂蛋白含量，可将胆固醇带回胆囊转变成胆酸再经肠道排出，从而降低总胆固醇，降低胆固醇合成的速率。高浓度的维生素C能抑制胆固醇合成酶的活化，并能加速低密度脂蛋白降解，从而降低甘油三酯的含量。

维生素C的食物来源主要是新鲜水果和蔬菜，如西红柿、青椒、苦瓜、鲜枣、刺梨、草莓、山楂、柑橘等。

○ 维生素 B₂

维生素B₂素有"皮肤的维生素"之称，参与人体内三大生热营养素的代谢过程，与热量代谢直接相关，可有效促进脂肪代谢，改善身体机能及促进细胞的新生，使皮肤、黏膜及毛发健康生长从而解决面疱、粉刺等问题。

维生素B₂的食物来源主要是绿色蔬菜、五谷杂粮、牛奶及乳制品、坚果类、豆类、酵母、动物肝脏等。

○ β-胡萝卜素

β-胡萝卜素可保护动脉中的低密度脂蛋白免受自由基的攻击，有助于预防动脉狭窄。β-胡萝卜素的高抗氧功效，有助于修复血管内皮组织，使脂质不易附着及渗入，避免斑块形成及血管病变。

β-胡萝卜素的食物来源主要是红薯、香瓜、南瓜、胡萝卜、绿色蔬菜。

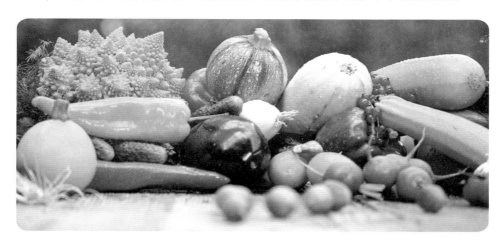

○ **烟酸**

烟酸能促进脂蛋白的代谢，减少低密度脂蛋白的同时增加高密度脂蛋白；能够降低胆固醇及甘油三酯，促进血液循环，保护心脑血管，同时促进消化系统的健康，减轻胃肠障碍，使人体能够充分地利用食物来增加热量。

烟酸的食物来源主要是肝脏、猪腰、瘦肉、啤酒、酵母、口蘑、香菇、干果、核桃、梅子、小麦胚芽。

膳食纤维

膳食纤维是一种很难被消化的物质，易令人产生饱腹感，从而减少对其他食物的摄入；使食物停留在胃部的时间变长，减缓消化速度，增加粪便量，刺激肠蠕动，又因其具有保水作用，可使粪便湿润柔软，迅速排出体外，可预防便秘，减少肠道问题。膳食纤维可与人体内的胆酸及胆盐结合，加速将其排出体外，降低血液中的胆固醇含量；在十二指肠中延缓胆酸和脂肪的结合，干扰胆固醇被人体吸收。

膳食纤维的食物来源主要是谷类、薯类、豆类、蔬菜及水果。

纤维醇

纤维醇又名"肌糖"，能够降低人体内胆固醇的含量，促进肝和其他组织中的脂肪代谢，防止脂肪在肝内积聚；促进毛发健康生长，防止脱发；与磷酸腺嘌呤结合，可有效预防脂肪性动脉硬化，保护心脏。这种物质适合经常大量喝咖啡的人，也是湿疹患者、脂肪肝患者、高胆固醇患者的理想营养素。

纤维醇的食物来源主要是肝脏、牛心、青豆、包菜、香瓜、柚子、葡萄干、花生、小麦胚芽、酵母。

矿物质

名称	作用及食物来源
钾	充当神经传导物质，控制肌肉收缩，调节心跳，降低血压，预防血管受损硬化，可维持良好的血管环境，减少脂质附着的机会。钾的食物来源主要是蔬菜水果、全谷类、豆类
钙	活化人体内的脂肪消化酶，提高人体消化脂肪和糖类的能力，改善血管弹性；控制肌肉收缩、促进激素分泌、强化神经系统、减少脂肪堆积。钙的食物来源主要是豆类、奶类
镁	降低代谢不良引发的脂肪囤积以及代谢症候群，减轻药物或环境中的有害物质对血管的伤害，提高心血管的免疫力。镁的食物来源主要是绿色蔬菜、粗粮、坚果等
锌	影响脂肪代谢，提高高密度脂蛋白水平，消除外围组织中的胆固醇，预防或延缓血脂异常。锌的食物来源主要是贝壳类海产品、坚果类、鱼类
铜	组成胆固醇和糖代谢酶的重要元素，可降低血中甘油三酯及胆固醇的浓度，保持血管弹性，同时发挥抗氧化作用，避免血管破损而造成胆固醇附着。铜的食物来源主要是贝壳类海产品、坚果类、动物肝脏、谷类、豆类
硒	抑制血液中脂质氧化、形成沉积，使血脂代谢通畅，营造良好的血脂环境；可以清除、破坏受损血管壁上已沉积的胆固醇，降低血脂。硒的食物来源主要是动物内脏、海产品、蛋类、肉类、谷类
铬	提高胰岛素活性，调节脂类代谢，降低总胆固醇和甘油三酯含量，减少脂质沉积，因而能降低冠心病、高血脂及动脉硬化等发病率。铬的食物来源主要是谷类、肉类及贝类
锰	构成骨骼及其他结缔组织，活化脂肪代谢酶，促进脂肪及胆固醇的转化、输送及排出。锰的食物来源主要是谷类、坚果类、豆类、茶

高血脂 的饮食调养

高血脂按照发病原因的不同可以分为原发性和继发性两种。原发性高血脂是由于单一基因或多个基因突变所致，多具有家族聚集性，有明显的遗传倾向，特别是单一基因突变者，故临床上通常称为家族性高血脂。继发性高血脂是指由其他疾病所引起的血脂异常，可引起血脂异常的疾病主要有肥胖、糖尿病、肾病综合征、甲状腺功能减退症、肾功能衰竭、肝脏疾病、系统性红斑狼疮、糖原累积症、骨髓瘤、脂肪萎缩症、急性卟啉病、多囊卵巢综合征等。此外，一些药物如利尿剂、非心脏选择性β受体阻滞剂、糖皮质激素等也可能引起继发性血脂异常。

高胆固醇血症

高胆固醇血症的具体表现为血液中的胆固醇含量大于正常值，而甘油三酯含量正常。

高胆固醇血症患者饮食推荐如下

限制胆固醇的摄入。 普通高胆固醇血症患者每天的胆固醇摄入量应控制在300毫克以下，重度高胆固醇血症患者每天的胆固醇摄入量应控制在200毫克以下。少吃或忌吃胆固醇含量高的食物，如动物肝脏、肾脏以及蟹黄、鱼籽、松花蛋等。

限制总热量的摄入，控制体重。 如果每天摄入的总热量不加限制，即使脂肪摄入较少，体内过剩的热量也可以转化为脂肪。因此，高胆固醇血症患者应适当限制碳水化合物的摄入量，也就是应控制每天的主食摄入量，做到每餐食无求饱。多吃富含膳食纤维、维生素且热量较低的粗粮（如全麦面粉等）、杂粮（如豆类杂面等）和新鲜绿叶蔬菜，利于维持健康体重，也有利于控制血脂。

减少饱和脂肪酸的摄入。 少吃动物脂肪，尤其少吃含有隐蔽性动物脂肪的食物，如香肠、排骨等肉类及肉制品。

增加不饱和脂肪酸的摄入。 脂肪摄入应优先选择富含 ω－3 多不饱和脂肪酸的食物，如深海鱼、鱼油、植物油。每日使用的烹调油应少于30毫升。烹饪方式以蒸、煮和凉拌为主，炒菜少放油，尽量不煎、不炸食物，少吃人造奶油食物。

补充优质蛋白质。 瘦肉、鱼、虾、豆类、豆制品等富含优质蛋白质，应为高胆固醇血症患者补充优质蛋白质的首选食物。

增加膳食纤维的摄入。 膳食纤维可促进胆固醇排泄，减少胆固醇合成，能降低血胆固醇，所以饮食应勿过细、过精，每日膳食不能缺少蔬菜、水果、粗粮等膳食纤维含量高的食物。富含膳食纤维的食物有玉米、小米、燕麦、菠菜、空心菜等。

适当增加一些具有降血脂、降胆固醇作用的食物。 如豆类、大蒜、洋葱、海带、黑木耳、山药、山楂等。

尽量不要饮酒或饮用含糖量高的饮料。 水分的补充以白开水、淡茶水为主。

高甘油三酯血症

和高胆固醇血症的患者一样，高甘油三酯血症的患者也应该改变饮食结构、控制体重、戒烟、参加体力活动。高甘油三酯血症患者在饮食方面，应该减少饱和脂肪酸和胆固醇的摄入，限制饮酒。

保持理想体重，限制总热量摄入。 肥胖时，人体对游离脂肪酸的利用减少，血中游离脂肪酸水平上升，导致血清中甘油三酯水平升高，而减轻体重可以使肥胖患者的血清甘油三酯水平下降。体重超重或肥胖者，应通过限制食物摄入的办法来达到减肥的目的，每日三餐应吃八分饱。减肥时应遵循循序渐进的原则，逐渐减重，切不可操之过急。

每日摄入的脂肪应控制在总热量的30%以下，其中饱和脂肪酸控制在7%以下。同时应该注意的是，饮食中糖类含量的明显增加也会升高血清甘油三酯水平、降低高密度脂蛋白胆固醇水平。避免食用精制白糖、含糖较多的糕点及罐头等食品。对于一些含糖量比较高的水果，也要尽量减少食用。

　　降低胆固醇的每日摄入量。高甘油三酯血症患者在食物选择控制上可比高胆固醇血症患者略为放松，在控制总热量摄入量的前提下，脂肪的热量不必限制得过低，可占总热量的25%~30%，但应注意勿过多摄入动物脂肪。每天油脂用量约30克，植物油用量应占油脂用量的大部分。

　　多吃含膳食纤维较多的食物。如蔬菜、水果、粗粮等膳食纤维较多的食物，有利于降血脂和增加饱腹感。

　　限制饮酒。对高甘油三酯患者而言，少量饮酒也可以导致血清甘油三酯水平的明显升高。

混合型高脂血症

　　混合型高脂血症是指血清总胆固醇和甘油三酯的含量均高，即血清总胆固醇>5.2毫摩尔/升、甘油三酯>1.7毫摩尔/升。混合型高脂血症比单纯胆固醇升高更危险，且更难治疗，很难依靠某一种降脂药治疗来使血脂水平达标，常需联合不同机制的降脂药进行治疗。长期血脂异常可导致动脉粥样硬化、增加心脑血管疾病的发病率和死亡率，不仅给患者带来巨大的精神痛苦，还增加了家庭和社会的经济负担。因此，防治血脂异常对延长寿命、提高生活质量具有重要意义。

混合型高血脂症患者饮食推荐如下

　　低热量饮食。部分混合型高脂血症患者存在肥胖问题，因此，减少总热量是主要的减肥方法，且每周体重的下降范围在0.5~1千克较为合适。

　　低脂、低胆固醇饮食。血中甘油三酯受饮食影响较大，而胆固醇受饮食的影响相对要小。但长期大量进食高胆固醇的食物，如蛋黄、动物内脏、鱼籽等，也可以导致高血脂。

高膳食纤维饮食。膳食纤维被称为现代人的第七营养素，可以抑止胆固醇的吸收，降低血胆固醇的含量。燕麦是首选食物，每日用60~70克燕麦来代替主食，可降低总胆固醇，使患心脏病的危险下降10％。其他高膳食纤维食物还有粗杂粮、干豆类、海带、新鲜的蔬菜和水果等。

低高密度脂蛋白血症

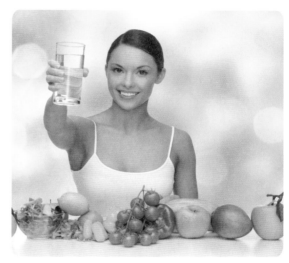

低高密度脂蛋白血症是指高密度脂蛋白胆固醇水平低于正常水平，可伴或不伴胆固醇、甘油三酯、低密度脂蛋白胆固醇水平的升高。低高密度脂蛋白血症与动脉粥样硬化性心血管疾病（包括冠心病、缺血性脑卒中以及外周动脉疾病）的发生密切相关；多无特异性的临床表现，诊断主要依靠实验室检查；多依靠药物治疗，保持良好的生活习惯也可起到重要作用。

饮食要平衡，多样化。养成良好的饮食习惯能大大减少高密度脂蛋白偏低情况的发生：平时要少吃油腻、高脂肪、高胆固醇的食物；不狂饮、不暴食，勿饮烈酒、咖啡和浓茶；多吃新鲜的蔬菜和水果；多吃黄豆、黑豆、红豆、青豆、蚕豆、豌豆、绿豆等豆类食物；多吃具有降脂和抗凝血作用的洋葱、大蒜；多吃些木耳、山楂，有助于降血脂。

加强锻炼，合理运动。

专家连线，解答 高血脂 的疑问

高血脂有哪些分类，又如何诊断？

目前，国内一般以成年人空腹血清总胆固醇超过5.72毫摩尔／升、甘油三酯超过1.70毫摩尔／升作为诊断高血脂的指标，将总胆固醇在5.2~5.7毫摩尔／升的情况称为边缘性升高。根据血清总胆固醇、甘油三酯和高密度脂蛋白胆固醇的测定结果，高血脂分为四种类型：高胆固醇血症、高甘油三酯血症、混合型高脂血症、低高密度脂蛋白血症。

高胆固醇血症是指血清总胆固醇含量增高，超过5.72毫摩尔／升，而甘油三酯含量正常，即甘油三酯低于1.70毫摩尔／升。高甘油三酯血症是指血清甘油三酯含量增高，超过1.70毫摩尔／升，而总胆固醇含量正常，即总胆固醇低于5.72毫摩尔／升。混合型高脂血症是指血清总胆固醇和甘油三酯含量均增高，即总胆固醇超过5.72毫摩尔／升，甘油三酯超过1.70毫摩尔／升。低高密度脂蛋白血症是指血清高密度脂蛋白胆固醇含量降低，且低于1.0毫摩尔／升。

血脂升高的八大信号是什么？

高血脂与高血压、高血糖并称为"三高"，足以说明高血脂的高发病率。一旦身体出现了以下八大信号，就需要高度重视，一定要去医院检测自己的血脂水平。

信号一：早晨起床后感觉头脑不清醒，进食早餐后好转，午后极易犯困，夜晚很清醒；经常感觉头昏脑胀，与人谈话的过程中都能睡着；常常忘记事情，四肢没有感觉或者感觉四肢很沉重等。

信号二：部分中老年妇女的眼睑上出现淡黄色的小皮疹，刚开始时为米粒大小，略高出皮肤，严重时布满整个眼睑，医学上称之为"黄色素斑"，是由于血脂浓度异常增高，脂质异位沉积而造成的。黄色素斑本身没有明显的健康危害，但是它的出现往往提示病人的血脂水平已经比较高了。

信号三：腿肚经常抽筋，并时常感到刺痛，这是胆固醇积聚在腿部肌肉的表现。如果发现这一情况在不断加重，一定要及时进行血脂检查。

信号四：患有家族性高胆固醇血症的人常会在各个关节的皮肤处发现脂质异位沉积的现象。跟腱是脂质沉积的好发部位，严重时，跟腱的强度明显下降，轻微的创伤就会引起撕裂。

信号五：短时间内在面部、手部出现较多黑斑（斑块比老年斑稍微大一些，颜色较深）。

信号六：记忆力及反应力明显减退，看东西会时不时地感到模糊。这是因为血液变黏稠，流速减慢，使视神经或视网膜出现暂时性缺血。

信号七：耳鸣。部分耳鸣也与高血脂有关，这是因为高血脂使本身就细窄的内耳血管更加狭窄，发生供血障碍。

信号八：肥胖。肥胖是血脂升高的最常见的"信号"，所以肥胖者比体重正常的人要更加注意进行血脂检查。

高血脂患者自我检查的内容有哪些？

通常状况下，高血脂患者自我检查的内容主要包括自行计算、记录、检查每天的饮食量、体重、运动量、血脂值，把它们制成表格，观察其变化趋势，并根据变化趋势注意调整每天摄取的饮食量及营养素的均衡。这种自我检查的好处还在于能帮助患者积累观察自己身体变化的经验，这种经验积累到一定程度后，患者就算不用进行实际的测量，也能心中有"数"。但是目测毕竟容易产生偏差，所以最好隔几天就将所有数据全部实测一次，以便及时修正不准确的目测数据。此外，在外就餐机会多的人不可采用目测的方法，因为外面的食物在做法上很不统一，用料也无法把控，使人无法准确计算出一天摄入的总热量。

如何看懂血脂化验单？

序号	简称	项目	结果	参考区间	单位
1	TC	总胆固醇	5.56 ↑	≤ 5.18	毫摩尔/升
2	TG	甘油三酯	3.35 ↑	≤ 1.7	毫摩尔/升
3	HDL-C	高密度胆固醇	0.96 ↓	1.00~3.10	毫摩尔/升
4	LDL-C	低密度胆固醇	3.54 ↑	≤ 3.37	毫摩尔/升
5	Lp(a)	脂蛋白 a	12.36 ↓	≤ 75	毫摩尔/升
6	ApoAI	载脂蛋白 AI	1.24 ↓	1.40~1.45	毫摩尔/升
7	ApoB	载脂蛋白 B	1.30 ↑	0.60~1.17	克/升
8	AI	动脉硬化指数	4.79 ↑	<4	克/升

○ **总胆固醇**

它的数值增高常见于动脉粥样硬化、肾病综合征、胆管阻塞、糖尿病、黏液性水肿、高血脂等；数值降低常见于恶性贫血、溶血性贫血、甲状腺功能亢进、营养不良等。

○ **甘油三酯**

它的数值增高常见于动脉粥样硬化、肥胖症、严重糖尿病、肾病综合征、胰腺炎、迁延性肝炎、脂肪肝、糖原累积病、高血脂等；数值降低常见于甲状腺功能亢进、肝功能严重低下、恶病质等。

○ **低密度脂蛋白**

低密度脂蛋白主要由极低密度脂蛋白代谢转变而来，主要负责"运输"胆固醇，把肝脏合成的胆固醇运输至全身的细胞，常被称为"坏胆固醇"。因为相对其他的脂蛋白来说，低密度脂蛋白携带胆固醇的量较多；和高密度脂蛋白刚好相反，低密度脂蛋白把胆固醇带入动脉壁细胞。

低密度脂蛋白的正常参考值为1.8~3.4毫摩尔/升。它的数值增高常见于心脑血管疾病，亦见于甲状腺功能减低、肾病综合征、肝脏疾病、糖尿病等；数值降低说明脑卒中的发病危险变大。

○ 高密度脂蛋白

高密度脂蛋白是血清中密度最大但体积最小的一组脂蛋白，主要在肝脏和小肠内合成，在血液中由酯化型胆固醇和极低密度脂蛋白所生产，主要负责"回收"胆固醇，所以常被称为"好胆固醇"。高密度脂蛋白"享誉"医学界，拥有多个"头衔"，如它是血管内的"脂质清道夫"，因为它能够把血液中多余的胆固醇转运至肝脏，处理分解成胆酸盐，通过胆道排泄出去；它是"抗动脉硬化因子"，因为它能够自由进出动脉壁，清除沉积于血管壁的脂质斑块，并且能够修复血管内膜的破损，最大限度地恢复和保护血管弹性。

高密度脂蛋白的正常范围在1.1~1.5毫摩尔／升。现已证实它是一种抗动脉粥样硬化的脂蛋白、冠心病的保护因子，其含量与动脉狭窄程度呈显著负相关，在估计心血管的危险因素中，其临床意义比总胆固醇和甘油三酯更重要。它的数值增高可使发生动脉粥样硬化的风险降低；数值降低常见于脑血管病、冠心病、高甘油三酯血症、糖尿病等，可使动脉硬化的危险度增高。

> **血脂的高低很容易受膳食、活动量的影响，为了保证血脂检测的准确性，检测血脂之前要注意以下事项**

①至少2周内保持一般饮食习惯和体重稳定，避免大吃大喝或饥饿。

②测定前的24小时内不应进行剧烈体育运动。

③禁食至少12小时后再采血，即前一晚进餐不能太晚。

④视身体情况，提前数天或数周停止服用降血脂的药物。

为了及时发现和检出血脂异常，20岁以上的成年人至少每5年测量一次空腹血脂，包括胆固醇、高密度脂蛋白胆固醇、低密度脂蛋白胆固醇和甘油三酯测定；40岁以上男性和绝经后女性应每年都进行血脂检查。

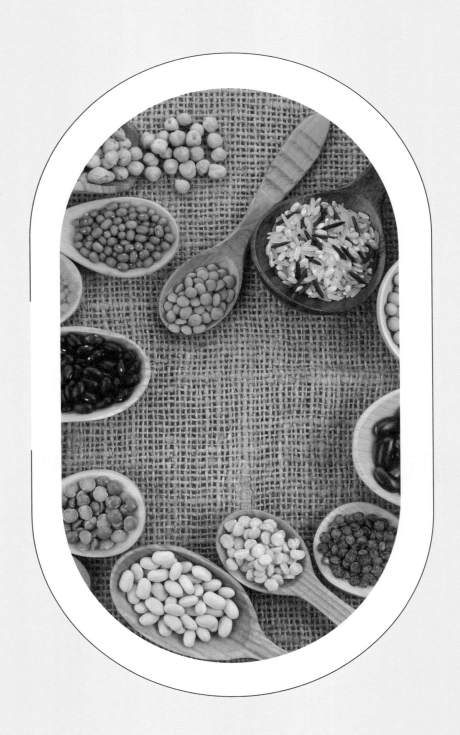

PART 4

择食进食有学问，
轻松降血糖

　　高血糖对健康的危害是多方面的，会导致糖代谢紊乱，打破系统代谢平衡，进而导致脂代谢紊乱，致使整个代谢系统出现问题。合理的日常饮食可帮助人们控制血糖。

降血糖 必需的营养素

70%的慢性病都与人体营养元素摄取的不均衡有关，不合理的膳食结构还会增加罹患慢性非传染性疾病的风险。营养素摄入不均衡不仅会引发相应的疾病，还会影响到数十年后的身体健康，所以我们在日常生活中要注意营养素的摄入均衡。

维生素

○ 维生素 B1

维生素B1直接参与糖类的代谢，有助于保持神经系统、心血管系统、消化系统和皮肤的正常功能。维生素B1也是重要的辅酶，主要参与糖类及脂肪的代谢，可以帮助葡萄糖转成热量。富含维生素B1的食物比较多，如瘦肉、动物内脏、豆类、全谷类、酵母、绿色蔬菜等。维生素B1在酸性环境中的稳定性较好，在高温碱性环境中很容易被破坏，所以在烹调含维生素B1的食物时，不要为追求口感而在食物中添加碱。此外，维生素B1在人体内储存时间短，高血糖患者需保证每天的摄入量。

○ 维生素 B2

维生素B2能提高人体对蛋白质的利用率，促进生长发育，参与细胞的生长代谢，加速糖类的分解与代谢。如果人体缺乏维生素B2，蛋白质、脂肪和糖类分解与代谢的能力会较差，进而影响血糖值的控制状况。富含维生素B2的食物有鱼、牡蛎、猪肉、动物内脏、香菇、黑木耳、绿叶蔬菜、鸡蛋、大豆、花生、芝麻、牛奶、酵母、板栗等。此外，维生素B2有较强的抗氧化性，但在碱性环境下不稳定，高血糖患者需注意烹调方式。

○ 维生素 B6

维生素B6是脂肪和糖类代谢的必需物质。作为辅酶，它可与人体近百种酶发生反应，保证正常的消化功能，为人体提供能量。含维生素B6的食物较多，如鱼类、动物肝脏、酵母、西蓝花、菠菜、香蕉、牛奶、豆类、谷类等。此外，维生素B6与维生素B1、维生素B2搭配摄入，效果会更加明显。

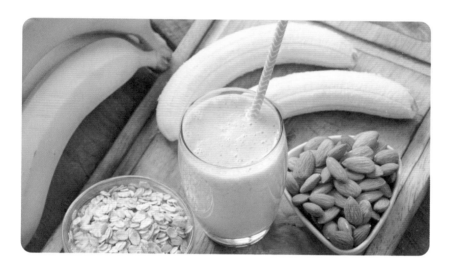

○ 维生素 B12

维生素B12参与人体蛋白质的合成、脂肪与糖类的代谢，是人体中参与新陈代谢的重要辅酶，在神经系统中发挥着重要作用。含维生素B12较多的食物有瘦肉、动物内脏、鱼类、贝壳类、蛋类。

矿物质

○ 钙

钙是维持神经系统完整的必需元素，尤其是在维持神经细胞兴奋等方面有重要作用，如负责传达"分泌胰岛素"的信息。血糖升高时，人体需要胰岛素进行调节，此时钙就会启动功能，传达信息给胰岛β细胞，让它分泌胰岛素。含钙较多的食物如小鱼干、虾米、排骨、黄豆、豆腐、牛奶、优酪乳、西蓝花等。需要注意的是，含钙较多的食物不宜与可乐等碳酸饮料同时食用，否则会妨碍钙的吸收和利用。

○ 铬

铬有参与糖类代谢、促进胰岛素分泌、维持核酸稳定、协助输送蛋白质、影响脂肪代谢的作用，是葡萄糖耐量因子的组成部分，负责调节人体内糖的代谢，同时维持正常的葡萄糖耐量，有助于血糖值的稳定。含铬且易被人体消化的食物有谷类、肉类、鱼贝类、啤酒、红糖等。

○ 硒

硒能明显促进细胞对糖的摄取，具有与胰岛素相同的调节糖代谢的生理活性。缺硒导致的胰岛过氧化损伤是高血糖的诱因之一。含硒较多的食物有瘦肉、动物肝脏肾脏、海产品。需要注意的是，越是精制或长时间烧煮的食物，其含硒量就越少。

○ 镁

镁是胰岛素的第二信使，可改善糖耐量。缺镁会阻断胰岛素各种效应的发挥，干扰细胞代谢的正常进行。含镁较多的食物有坚果类、乳制品、海产品、绿叶蔬菜等。

○ 锌

锌是人体内许多重要代谢途径中酶的组成成分，大约有160种酶含有锌元素。锌参与糖类、脂类、蛋白质与核酸的合成和降解，并与维生素A、维生素C的代谢密切相关。锌影响胰岛素的合成、贮存、分泌以及结构的完整性，缺锌可导致胰岛素稳定性下降。含锌较多的食物有紫菜、海带、虾、蟹、牡蛎、牛肉、豆类、乳制品、蘑菇、南瓜籽等。

ω-3 脂肪酸

ω-3脂肪酸会使细胞的活性增强，而活性强的细胞膜形成胰岛素的受体数量也多，因而对胰岛素表现得十分敏感，从而加大血糖的消耗并将血糖转化为糖原，使人体血液中的葡萄糖始终处于平衡状态，能大大减少高血糖的发生。此外，ω-3脂肪酸有对抗炎症、修复β细胞的功能。ω-3脂肪酸是人体必需的营养，但在人体内不能自己合成，必须从食物中获得。脂肪酸和维生素、氨基酸一样，是人体重要的营养素之一。补充ω-3脂肪酸的最佳食物有金枪鱼、三文鱼、鳕鱼、青鱼、草鱼、鲢鱼、核桃、花生、腰果、板栗、海带、紫菜等。需要注意的是，摄取ω-3脂肪酸不可过量。

膳食纤维

膳食纤维能延缓身体对糖类及脂肪的吸收、降低胰岛素的需求量、减轻胰岛细胞的负担，起到降低餐后血糖的作用。补充膳食纤维的食物有蔬菜水果、全谷类、全麦制品、海藻类、豆类、根茎菜等。

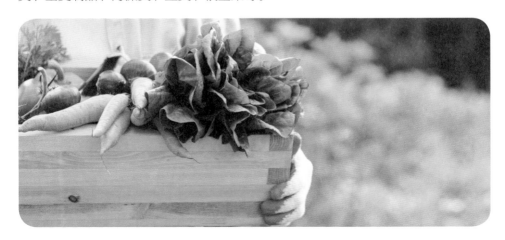

降血糖 需注意的饮食细节

治疗高血糖是一个需要长期坚持的过程。很多高血糖患者可能一开始都小心翼翼地遵守健康的饮食原则，但慢慢地就会开始忽略一些重要的细节，比如吃饭的时候虽然控制了热量摄入，但是忽略了进餐的顺序；在吃饭的时候，狼吞虎咽；在血糖略有降低的时候，就忽略了一些可以有效降低热量的烹调方式等。这些"忽略"使得血糖忽高忽低，一定程度上影响了高血糖患者的情绪和日常生活。在这里列出三条高血糖患者在日常生活中容易忽视的细节，只要稍加注意，降糖的旅程就会轻松许多。

○ 先菜后饭，血糖减半；先饭后菜，血糖翻番

科学饮食是高血糖治疗的基础，应该贯穿高血糖综合治疗的始终。然而高血糖患者的科学饮食不只是限制热量、限制甜食、少吃一点那么简单，还应该掌握正确的进食顺序：先吃蔬菜和肉类，后吃主食。先吃蔬菜和肉类，因其富含膳食纤维、蛋白质、矿物质，可以延缓碳水化合物的胃排空时间，减缓升高血糖的速度，随之刺激内源性胰岛素减少分泌，进而减轻胰岛素抵抗，降低高血糖的发病风险。膳食纤维和蛋白质还可增加饱腹感，对控制总热量和营养素的摄入有一定的帮助。

在高血糖患者中所进行的干预研究显示，与先吃主食、后吃蔬菜和肉类的进餐顺序相比，先吃蔬菜和肉类、后吃主食的进餐顺序可使高血糖患者餐后血糖、胰岛素水平明显降低，而且按照蔬菜—肉类—主食的进餐顺序可降低高血糖患者餐后的血糖波动。长期坚持此进餐顺序，还可使2型高血糖患者餐后血糖及糖化血红蛋白水平明显降低。因此，改变进餐顺序，按照汤—蔬菜—肉类—主食的顺序进餐，利于高血糖患者短期和长期血糖控制。

○ 细嚼慢咽，吸收营养得健康

高血糖患者吃饭要细嚼慢咽，切忌狼吞虎咽。反复咀嚼口腔内的食物，可以刺激唾液的分泌，而唾液中含有许多消化酶，有助于食物的消化。延长食物的咀嚼时间，让食物充分与唾液混合，还可以反射性地刺激胃液的分泌，使食物到达胃肠后可以更好地被消化吸收。另外，细嚼慢咽也利于糖分的控制。反之，则会带来很多害处，如影响食物营养成分的充分吸收。有实验证明，粗嚼者比细嚼者要少吸收13%的蛋白质和12%的脂肪。

另外，细嚼慢咽还有利于减少食物的摄入量。大脑神经接收饱腹感信号通常需要15~20分钟，细嚼慢咽持久的味觉刺激可以使食欲得到满足，从而让旺盛的食欲得以平息。而人在饥饿的时候更容易快速进食，此时如果不加以控制进食速度，当大脑神经收到饱腹感信号时，胃里的食物已经严重超标。这非常不利于血糖的控制。

○ 粗粮功效多，也需细粮搭

粗粮含有较多膳食纤维，有一定降脂、通便、延缓餐后血糖升高的功效。然而粗粮是一把"双刃剑"，如果不加控制地超量摄取，可能会造成诸多问题。高血糖患者如果大量进食粗粮，即一次性摄入大量不溶性膳食纤维，会加重胃排空延迟，造成腹胀、早饱、消化不良，甚至还可能影响下一餐的进食。大量进食粗粮在延缓糖分和脂类吸收的同时，也在一定程度上阻碍了部分常量和微量元素的吸收，特别是钙、铁、锌等元素的吸收，同时也会降低蛋白质的消化吸收率。伴有胃轻瘫的高血糖患者大量进食粗粮，可能会加重胃轻瘫并引发低血糖反应。注射胰岛素的高血糖患者尤其应注意这一点。

因此，高血糖患者应明确：粗粮并非多多益善。科学的做法是粗细搭配，1份粗粮搭配3~4份细粮。这样既能发挥粗粮的功效，又能避免粗粮进食过多产生的不良反应。

远离这些食物，降血糖很轻松

从原则上来说，只要遵守不突破总热量的原则，就不存在所谓高血糖患者绝对忌吃的食物，但是现代医学研究指出，有些食物中含有的热量很高、油脂含量很高或血糖生成指数很高等，容易引起高血糖患者血糖的波动，使病情难以控制，甚至可能引发并发症等。对于这些食物，高血糖患者最好尽量不吃或少吃。

要少吃的主食类食物

对于一些主食类食物，高血糖患者应慎重选择，少吃为好，如油饼、面包、蛋糕、油条、面条、月饼、饼干、锅巴、红薯（红心）、馒头、烙饼、烧饼、绿豆糕、油面筋、年糕、粽子、花卷等。这类食物所含热量较高，有些不易消化，容易给高血糖患者带来健康隐患。高血糖患者在主食的制作过程中还要注意以下两点，才有利于降低升糖指数，保持餐后血糖平稳：

①用来制作主食的原料以糙米、糙面等为佳，精米、精面等应该少吃；

②烹调食物的时间不要过长，如熬粥别熬得太烂，熬汤的时间也不宜太长。

要少吃的蔬菜食物

不是所有的蔬菜都对高血糖患者有好处，因为蔬菜中的碳水化合物含量各不相同。如白菜（大白菜、小白菜）、菠菜、上海青等叶类蔬菜以及苦瓜、冬瓜、黄瓜、西红柿等果实类蔬菜的碳水化合物含量较低，适合高血糖患者食用，也不必严格限制摄入量。生吃部分蔬菜，如胡萝卜、白萝卜、西红柿、黄瓜等，有利于营养成分的保留，但是并非每种蔬菜都适合生吃，如西蓝花、花菜、菠菜、竹笋、芥菜、马齿苋等应该煮熟了再吃。

要少吃的肉类食物

高血糖患者通过肉类食物可获取丰富的蛋白质，但是肉类食物脂肪含量高，热量也较高，过多食用容易使人肥胖，不利于血糖的控制；肉类食物所含的饱和脂肪酸容易使高血糖患者出现高血压、冠心病等慢性并发症。所以，高血糖患者应控制好肉类食物的摄取量，每天摄取100~150克为宜。此外，高血糖患者要控制对浓汤食物的摄入，因为浓汤中的嘌呤含量高，会加重肝脏和肾脏的负担；且浓汤中的油脂、糖分均高，饮用后易引起血糖升高。

高血糖患者应尽量少吃的肉食有扒鸡、鸡心、鹅肝、猪肚、猪腰、猪心、猪肺、猪蹄、牛肚、牛腰、牛肝、羊肚、羊肝、羊腰等；尽量不吃的肉食有午餐肉、香肠、猪肉松、火腿、猪脑、牛肉干、牛脑、羊肉、羊脑等。

要少吃的水产类食物

水产类食物富含蛋白质，但过量食用会加重肝脏和肾脏的负担，所以高血糖患者应合理进食此类食物。食用海鲜时不宜同时饮用大量啤酒，因为二者同食会使身体产生过多的尿酸，引发痛风。水产类食物必须煮熟、煮透后才能进食，因为生吃或吃半熟的水产食物，尤其是淡水鱼贝类，容易感染上细菌以及寄生虫。

一般来说，水产类食物的胆固醇含量很低，饱和脂肪酸含量也较低，但虾头、蟹黄、蟹膏、鱼籽等含胆固醇量较高，在烹饪前最好去掉。另外，鱼皮、鱼内脏、鱼翅、鱼眼睛等部位最好少吃或者不吃。

要少吃的水果、干果类食物

在水果选择上，不少高血糖患者误以为口感"不甜"的水果就可多吃。但事实上，甜度来自果糖和蔗糖等简单糖，而影响血糖波动的是水果的总体热量以及含糖量。所以水果中的含糖量和口感上的甜度并不是一回事，高血糖患者不可单凭口感上的甜度来判断某种水果可以多吃还是少吃。

高血糖患者应选择低含糖量、低升糖指数、低血糖负荷的水果。

推荐选用每100克中含糖量少于10克的水果，如蓝莓、草莓、橙子、樱桃、西瓜、柚子、柠檬、李子、杏、枇杷、菠萝等。

慎重选用每100克中含糖量为11~20克的水果，如猕猴桃、火龙果、香蕉、石榴、甜瓜、橘子、梨、荔枝、苹果、芒果等。

不宜选用每100克中含糖量高于20克的水果，如哈密瓜、莱阳梨、柿子、水蜜桃、葡萄、冬枣、黄桃等。另外，多吃水果就要相对减少主食的摄入量。水果忌餐前餐后吃，宜作为"多餐"食用。如果水果与正餐一起吃，胰岛素分泌、代谢就会受到影响。

而对于干果类食物，由于其热量、油脂含量较高，所以高血糖患者在食用时要特别注意，切勿过多食用，以免引起血糖的快速升高，不利于血糖的控制。同样，食用干果后，最好相应地减少主食的摄入量。

要少吃的调味料

盐要少吃，每天不宜超过5克。这里说的盐不仅仅是指制作三餐时直接加入的食盐，也包括酱油、咸菜、榨菜、豆腐乳、醋、味精、鸡精、番茄酱、蚝油、方便面、奶酪、披萨饼、豆腐丝、早餐麦片、苏打饼干、鱿鱼丝、牛肉干、即食紫菜、蔬菜汁、运动饮料、香肠、火鸡、腊肉等中含有的盐。

食用油宜选择植物油。一般来说，常用的食用油主要包括动物油和植物油，前者包括猪油、牛油、羊油、鸡油、鱼油等；后者包括大豆油、菜籽油、花生油、玉米油、葵花籽油、棕榈油、茶籽油、橄榄油、米糠油、香油、红花籽油、亚麻籽油等。动物油（除鱼油外）不适合高血糖患者食用，因为其含饱和脂肪酸和胆固醇较多，而植物油中，除了可可油、椰子油之外，大多富含不饱和脂肪酸，适合高血糖患者食用。

避免走进高血糖饮食 误区

高血糖患者中肥胖型居多，因此很多高血糖患者主张戒主食，甚至采用绝食、断食等激进的方法来减肥，如不吃早餐、谈肉色变。可是，不科学饮食怎么可能有精力、体力来科学减肥？用过激的方式减肥，很可能加重高血糖患者的病情。坚持均衡的营养、限制过多热量摄入才是王道。

不吃主食就能降糖

医学研究证明，对高血糖患者的主食量不能控制得过低，否则会影响病情的控制。这是因为：①葡萄糖是人体热量的主要来源，如来源缺乏，人体会分解脂肪提供热量，使酮体增多，若同时胰岛素分泌量不足，酮体不能被充分利用，就有可能发生酮症酸中毒。②人体在饥饿状态下，升糖激素（如胰高血糖素、儿茶酚胺等）可使糖原分解且使糖的异生作用增强，引起反应性高血糖。③人体内的主要脏器时刻离不了糖，人体每日需要消耗100~150克葡萄糖，即使在休息状态下，脑细胞也需要葡萄糖来维持正常的功能，所以高血糖患者每餐都要进食一定量的主食。

不吃早餐，可控制血糖

国外一项研究表明，与经常不吃早餐的人相比，每天吃早餐的人发生胰岛素抵抗的可能性要低35%~50%。吃早餐有助于控制血糖和降低心脏病的发病率，所以早餐对高血糖患者尤其重要。不吃早餐会给人们的生活和健康造成以下危害。

①影响热量供应。血糖是人体组织细胞所需热量的主要来源，早晨起床时血糖水平本来就低，而大脑和肌肉同时开始消耗热量，会使血糖水平继续下降。如

果不吃早餐，人会感到倦怠、疲劳、暴躁、易怒、反应迟钝，大脑兴奋性降低，注意力不易集中，甚至出现低血糖反应。

②容易发胖。不吃早餐的人在中午时的饥饿感会非常明显，从而进食过多，人体一时消耗不了的热量就会转换成脂肪贮存于体内，使人发胖，而且会使血糖很快达到高峰，不利于血糖的控制。

③营养不均衡。国外相关研究证明，不吃早餐或者早餐质量不好，可引起全天的热量和营养摄入不足，严重时还可能造成营养缺乏症，增加脑卒中、心肌梗死的风险。

总之，不吃早餐会影响血糖控制。

植物油可以放心大胆地吃

无论是动物油还是植物油都含有脂肪，而脂肪是高热量物质。如果脂肪的摄入量控制不佳，人体每天摄入的总热量就会超标，就会出现高血糖。另外，长期过量地摄入脂肪会使体重增加，导致体内胰岛素的敏感性下降。相对来说，植物油比动物油好，但也不能随便吃。正常人每天的植物油摄入量应在25毫升以内，高血糖患者及患有胰岛素抵抗综合征病人每天的植物油摄入量应限制在20毫升以下。另外，植物油含不饱和脂肪酸较高，在体内易氧化，产生过氧化物质和自由基。自由基损伤细胞膜，会加重高血糖、糖尿病及其并发症。各种植物油在功效方面都有其独特之处，而且它们所含的脂肪酸的比例也不同，所以不应偏食任何一种植物油。高血糖患者应注意合理保持膳食中的脂肪酸比例，以维护自身健康安全。

绝食、断食法减肥可快速恢复健康

我们提倡科学合理地节食，所以高血糖患者采用绝食、断食等过于激烈的方法减肥是不正确的，因为绝食、断食等只是一种依靠不进食来达到减肥效果的方法。不进食，人体就摄取不到任何营养素，而人体的新陈代谢在不停地消耗热量，如果一直没有营养元素补充进来，新陈代谢就会开始动用囤积在人体内的多余脂肪，人会慢慢变得消瘦，看似达到了减肥的效果。这种方法虽然直接，但是坚持不了多久就会引发各种代谢异常，进而会导致人体各种器官功能性障碍与多种疾病。总之，肥胖的高血糖患者应减轻体重，确保营养均衡的同时注意检测血糖，但不推荐过度节食。

只能吃素，不能吃荤

很多高血糖患者会"谈肉色变"，每天只吃素食，因为他们认为肉类食物含有的油脂和热量会影响血糖的稳定。其实这种做法和观点是不正确的。高血糖患者需要控制血糖，需要控制每天食物的热量，但营养也必不可少。肉类食物虽然高脂肪、高热量，但是其营养价值也是植物性食物无法替代的，如其蛋白质含量高，含有植物性蛋白质所缺少的赖氨酸，而且肉类食物中的营养素更容易被人体吸收。为了保证营养摄入充足，高血糖患者应荤素搭配。

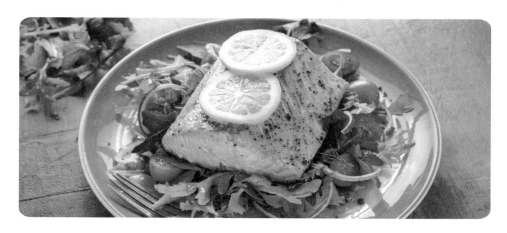

高血糖 特殊人群的饮食安排

　　偶尔一次的高血糖并不等同于糖尿病，但很多高血糖患者由于不注意控制血糖而变成了糖尿病患者。糖尿病饮食疗法是治疗糖尿病最基本、最重要的方法，不仅影响糖尿病患者的病情，也影响其他治疗方法的效果。糖尿病分很多种，病情不同，饮食安排也会不同，糖尿病患者要选择适合自己的饮食方法。

老年高血糖患者的饮食安排

　　老年糖尿病是老年人分泌代谢性疾病中最常见的终生性疾病，是指年龄 ≥ 60岁的糖尿病患者，包括60 岁（65岁）以前和60 岁（65岁）以后诊断为糖尿病者的患者。老年糖尿病患者具有患病率高、起病隐匿、异质性大、危害大等特点。

　　老年糖尿病患者的饮食应该注意以下事项。

　　①既要控制饮食，又要营养充足，以保持理想体重。老年糖尿病患者所需总热量可按每日每千克体重25~30千卡的标准摄入，所需蛋白质按照每日每千克体重0.8~1.2克的标准摄入，且优质蛋白要大于50%；选择低升糖指数且富含膳食纤维的食物，可改善糖代谢和降低心血管疾病发生风险。此外，老年糖尿病患者可每周进行3次以上有氧运动，但应提前及定期进行心脏功能评价及运动风险评估。

　　②限制脂肪的摄入量。油炸食品、动物的内脏（如肝、肺、肾等）、肥肉等富含胆固醇的食物要少吃或不吃。

　　③多摄入粗粮、新鲜蔬菜等富含膳食纤维的食物。

　　④减少食盐的摄入量，以每天不超过4克为宜。

　　⑤坚持少量多餐、定时定量。这样既可以防止因吃得过多而引发的血糖升高过快，又可以避免出现低血糖的现象。

⑥多饮水，同时应限制饮酒。

儿童高血糖患者的饮食安排

儿童糖尿病是指15岁以前发生的糖尿病，由于胰岛素分泌绝对或相对不足所导致的糖、脂肪、蛋白质代谢紊乱症。和成人糖尿病相比，儿童糖尿病更难控制，因为儿童夜间睡眠时间更长、行为和饮食习惯更不可预知、对低血糖的感知较差、对胰岛素的敏感性更高。

近年来，儿童和青少年糖尿病发病率明显上升，尤其是低龄儿童。目前在我国，儿童和青少年糖尿病仍以1型糖尿病为主，占儿童糖尿病的85%~90%。随着儿童肥胖的增多，2型糖尿病表现出明显的上升趋势。与儿童1型糖尿病不同，儿童2型糖尿病是胰岛素抵抗与β细胞功能减退共同致病。与成人2型糖尿病不同的是，儿童因胰岛β细胞功能衰减的速度更快而更早出现糖尿病并发症。许多患儿起病时即合并其他代谢异常，如血脂异常、高血压、微量白蛋白尿、多囊卵巢综合征等。

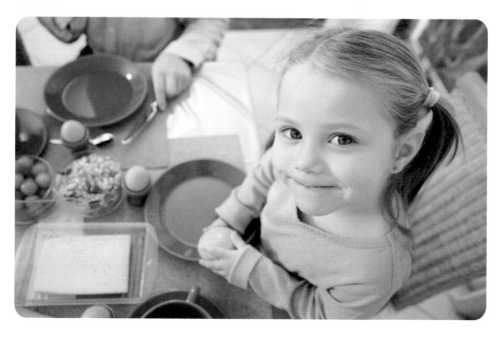

饮食控制以维持标准体重、纠正已发生的代谢紊乱和减轻胰岛 β 细胞的负担为原则。热量的摄入应满足不同年龄段儿童生长发育和日常生活需要，除年龄因素之外，还要考虑儿童糖尿病患者的胖瘦、活动量。儿童糖尿病患者每日碳水化合物供能比应为50％~55％，碳水化合物应来自低血糖生成指数、富含膳食纤维的食物；脂肪的摄入在25％~35％为宜，应增加植物性脂肪的摄入，限制饱和脂肪酸与反式脂肪酸的摄入量，且饱和脂肪酸的摄入量不应超过供能比的10％；蛋白质摄入量应占总热量的15％~20％，多植物来源蛋白质尤其是大豆蛋白更有助于降低血脂水平。膳食纤维可改善餐后血糖波动和长期血糖控制，谷物的膳食纤维还可增强胰岛素的敏感性。

妊娠期高血糖患者的饮食安排

妊娠期高血糖的表现为妊娠期血糖增高，超过正常范围。妊娠期高血糖可以分为以下三类：妊娠之前已经确诊为1型糖尿病或者2型糖尿病；妊娠前糖代谢正常，妊娠以后才出现的妊娠期糖尿病；部分女性在妊娠前已经存在糖尿病，但并没有通过检查发现，妊娠早期通过检查发现血糖升高。

虽然症状并不明显，但是妊娠期高血糖有导致巨大儿、流产和产伤等合并症的危险。所以，妊娠期高血糖患者是很特殊的群体，一方面，她们每天的饮食必

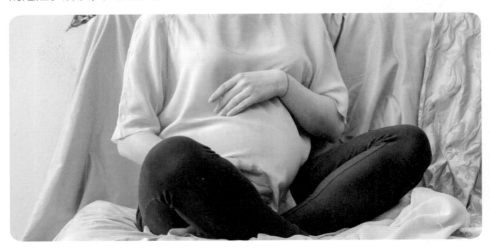

须得到有效的控制；另一方面，营养跟不上又会对她们腹中的胎儿发育造成极为不利的影响。可见，妊娠期高血糖患者的饮食疗法有多么重要。妊娠期高血糖患者控制饮食的目的是为母体及胎儿提供足够的热量及营养素，使母体及胎儿能适当地增加体重，符合理想的血糖控制标准，预防妊娠毒血症及减少早产、流产与难产发生的可能性。

对于妊娠期高血糖患者而言，血糖控制的目标不能太严，以免引起酮血症或出现尿酮体。非低体重的妊娠期高血糖患者宜采用中等程度的热量控制。体重在理想范围的妊娠期高血糖患者每天摄入的热量可为30千卡/千克，低于理想体重80%的妊娠期高血糖患者每天摄入的热量可为40千卡/千克，体重为理想体重120%~150%的妇女每天摄入的热量宜为25千卡/千克，体重为理想体重150%以上的妇女每天摄入的热量宜为12千卡/千克。妊娠期高血糖患者虽然需要控制每日摄入的总热量，但应避免过度限制热量，每日所需热量应不少于1600~1800千卡。

餐次的合理安排：少量多餐、定时定量。早、中、晚三餐的热量应分别控制在每日摄入总热量的10%~15%、30%、30%，每次加餐的热量可以占5%~10%，这样有助于防止餐前过度饥饿。

相比单一碳水化合物的摄入，复合碳水化合物饮食更优，妊娠期高血糖患者可在三餐中间增加2~3次少量饮食来分散碳水化合物的摄入，从而降低餐后血糖的波动。

妊娠期高血糖患者应有计划地增加摄入富含维生素B6、钙、钾、铁、锌、铜的食物，如瘦肉、家禽、鱼、虾、奶制品、新鲜水果和蔬菜等；采用健康的烹饪方式及减少精加工、高糖、高脂、高盐及低纤维含量食物的摄入。

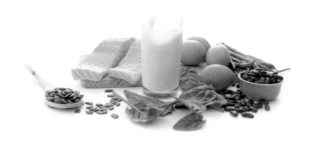

高血糖 并发症饮食调养

糖尿病患者如果同时患有高血压，那么并发心血管疾病的可能性要比无高血压的糖尿病患者高出很多。并发高血压的糖尿病患者极易发生诸如脑血管意外、冠心病、高血压性心脏病、糖尿病性肾脏病变、眼底病变、周围动脉硬化及坏疽等并发疾病。

发病症状

头晕、头痛、烦躁、心悸、失眠、注意力不集中、记忆力减退、肢体麻木、出血。

预防方法

①积极减肥，使体重达到标准范围。

②通过饮食和药物治疗控制病情。

③限制钠盐的总摄入量：每日3~5克。

④坚持戒烟限酒。

⑤尽量避免使用口服避孕药。

饮食建议

①糖尿病并发高血压患者必须限制每天的主食摄入量，将每天进食的食物总量严格控制在总热量的摄入标准之内，以减轻体重。

②过多的食盐对糖尿病并发高血压患者有百害而无一利，所以应该控制每天的食盐总摄入量，每天摄入的食盐最多不能超过5克。

③糖尿病并发高血压患者亦不宜进食动物性油脂及胆固醇含量很高的食物，如猪肉、猪肝、猪腰、蛋黄、鱼丸、螃蟹等。

糖尿病并发冠心病

糖尿病并发冠心病是糖尿病大血管病变的并发症之一，患者往往会表现出包括糖尿病、高胰岛素、血脂紊乱及凝血系统异常在内的多种代谢异常，这些因素在冠心病的发生发展中发挥了很大的促进作用。与普通冠心病患者相比，糖尿病并发冠心病患者的病情更加复杂，治疗难度更大。因此，糖尿病患者即使没有心血管病的相应症状，也要定期到医院做体检，做到早发现、早干预。

发病症状

早期无任何症状，随着病情进一步发展，冠状动脉供血出现不足，心绞痛、心肌梗死、心力衰竭和心律失常等就会出现。

预防方法

①注意饮食，控制体重。控制胆固醇、脂肪和糖分的摄入量。多吃水果蔬菜，使饮食均衡。

②适当活动。适当运动不仅可以让人充满活力，而且可以减轻体重，改善心脏功能。

③减轻精神压力。可通过培养爱好或运动等来缓解日常生活中的紧张情绪。

④定时检查身体并遵从医生的指示。

⑤戒烟。

饮食建议

①饮食清淡、易消化，多摄入低碳水化合物、低脂、低盐、高蛋白质、高维生素、高膳食纤维的食物。

②宜定时、定量，少食多餐；忌饱食，忌甜食、烟酒及刺激性食物。

③进餐时间要与胰岛素注射时间相配合。

糖尿病并发脑血管病

糖尿病是引起脑卒中的重要危险因素，与微血管、大血管病变关系密切，糖尿病患者发生脑卒中的可能性是一般人的几倍，而且大约20%的糖尿病患者死于脑卒中。以缺血性卒中为主要代表的脑血管疾病的死亡率虽然不及冠状动脉疾病，但致残率更高。

发病症状

脑血栓、脑出血、小中风、偏瘫、痴呆。

急救方法

①保持镇静，立即拨打急救电话，向对方准确描述目前所观察到的病人的情况。

②让病人处于平躺体位，并且不随意搬动病人。待病人平躺后，将其头部偏向一侧，便于急救。

③密切观察病人的病情变化，持续呼唤病人，以便了解病人的意识情况，做好心理安慰。

预防方法

①减少总热量的摄入，少吃动物油脂，多吃植物油、粗粮以及富含膳食纤维的食物，同时要戒烟、戒酒。

②避免情绪波动、过度疲劳、用力过猛、用脑不当等。

③保持心情愉悦，适当做一些有氧运动，运动后要适当饮水。

饮食建议

①进食宜缓慢，七成饱即可。

②多吃蔬菜，少吃动物内脏，提倡高蛋白饮食。

糖尿病并发失眠

糖尿病极易引起失眠，在临床上非常多见，这是由于糖尿病患者自身的生理变化所致；慢性糖尿病导致的脑动脉硬化、脑组织供血不足、神经纤维损伤、糖化血红蛋白等，都是引起失眠的重要原因。其主要的临床表现为入睡困难以及半夜醒来后难以入眠。充足的睡眠是维持人体体内环境稳定所必需的，睡眠不足会引起心脑血管病变等一系列的疾病，还会使胰岛素的敏感性下降40%，这对糖尿病患者来说无疑是雪上加霜。由此可见，睡眠不足会加重糖尿病病情，糖尿病又会引起失眠，二者呈现恶性循环的关系，让人不得不加以重视。

发病症状

焦虑、抑郁、神经衰弱、心悸、多汗、苦闷、坐立不安。

预防方法

糖尿病并发失眠患者可进行适量的运动，最好能保证每天一小时的运动量，并且制定合理的作息时间表，合理安排膳食；使用冷气机、暖气机、空气湿化器等创造一个舒适的睡眠环境。

饮食建议

①注意控制热量的总摄入，均衡饮食，合理分配三餐。

②忌吃刺激性的食物，可适当食用一些有助于改善睡眠的食物，如木耳、银耳等。

③睡前最好不要喝水，以减少夜起的频率。

专家连线，解答 高血糖 的疑问

糖尿病的诊断标准是什么？

项目	标准
糖化血红蛋白（HbA1c）	≥ 6.5%
空腹血浆葡萄糖浓度（FPG）	≥ 7.0 毫摩尔 / 升
口服葡萄糖耐量实验（OGTT）中 2 小时血浆葡萄糖浓度（2hPG）	≥ 11.1 毫摩尔 / 升
糖尿病的典型症状（如多尿、多饮和无原因体重减轻），同时随机血糖浓度	≥ 11.1 毫摩尔 / 升

注：空腹指至少8 小时没有进食；糖尿病的典型症状包括烦渴、多饮、多尿、多食、不明原因体重下降；随机血糖浓度指不考虑上次用餐时间，即一天中任意时间的血糖浓度，它不能用来诊断空腹血糖受损或糖耐量减低。

糖尿病患者要定期到医院检查什么项目？

	问诊	体检	尿液	糖化	血红蛋白	肝功能	肾功能	血脂	超声	心电图	动态血压监测	眼底	神经病变
初诊	√	√	√	√	√	√	√	√	√	√	√	√	√
每次就诊	√	√											
半年 1 次				√									
1 年 1 次			√			√	√	√	√	√		√	√

注：尿液检查包括尿常规和尿白蛋白/肌酐比值；肾功能检查应包括估算的肾小球滤过率、尿酸；超声检查包括腹部超声、颈动脉和下肢血管超声；动态血压监测限于合并高血压患者。血糖控制不佳者应每3个月检查1次糖化血红蛋白；尿液、肝功能、肾功能、血脂、超声、心电图、眼底、神经病变检查异常者应增加这些项目的检测频次。

糖尿病可以根治吗？

在目前的医学条件下，糖尿病不易根治或彻底治愈，需要终身治疗。但是，只要树立起战胜疾病的信心，坚持长期治疗，保持规律的生活、合理的饮食、适量的运动，同时克服悲观等不良的心理因素，糖尿病患者就能很好地控制病情，还可像正常人一样生活、学习、工作。

糖尿病会遗传吗？

现代流行病学研究证明，糖尿病与遗传因素有关，如果父母一方患有糖尿病，其子女的发病率就比较高；家族中出现过糖尿病患者的后代的糖尿病发病率也相对较高。但是遗传因素仅仅是糖尿病发生的一个影响因素而已，父母均是糖尿病患者，其子女的发病率也并非100%。糖尿病的发生还与后天的饮食、生活等因素密切相关。

为什么有的糖尿病患者没有自觉症状？

很多糖尿病患者在初期没有自觉症状，主要是因为患者的肾排糖阈值增高，致使血糖值高达11.1~16.7毫摩尔/升时也不会尿糖，自然就没有多尿、多饮及多食却无故消瘦等症状出现。平时不会表现出严重的代谢异常，所以患者常常对它"知而不觉"，只有在突发情况下发生血糖不正常或临床糖尿病之后，才会对症状有所察觉。

多尿多饮都是糖尿病吗？

糖尿病的分类有很多，症状也不相同。人体很复杂，出现多饮多尿现象的原因也很多，并不能认定它与糖尿病有直接关系。

尿崩症：以多尿、烦渴、多饮、低比重尿和低渗尿为特征，患者除了口干、多饮症状非常明显外，尿量增多也非常明显，每天尿量可高达20升；分为肾性尿崩症和中枢性尿崩症两种。行禁水加压素试验进行鉴别诊断。

甲状腺功能亢进症：可有口干、多饮等症状，但多食、消瘦的症状更加明显；可合并有心悸、大便次数增多、甲状腺肿大等症状。行甲状腺功能检查及吸碘率可明确诊断。

原发性烦渴（精神性烦渴）：口干、多饮常与精神因素有关，夜尿并无明显增多，可因多饮导致低比重尿，但禁水后尿量明显减少，尿比重可正常，尿渗透压升高，应用加压素后尿渗透压上升幅度小于9％。通过禁水加压实验进行鉴别诊断。

干燥综合征：可因唾液分泌减少引起口干、多饮，伴咽下困难，需借助饮水送服；可有"猖獗龋齿"，常伴眼干等黏膜外分泌腺和其他多系统器官受累的表现。通过类风湿因子、抗核抗体（ANA）、抗生长抑素类似药（SSA）/抗干燥综合征抗原B（SSB）等自身免疫指标的检查、唾液腺活检等可明确诊断。

慢性肾脏疾病：尤其是肾小管疾病、低钾血症、高钙血症等，可影响肾脏浓缩功能而引起口干、多饮，常有原发病的症状。完善电解质、肾功能等相关检查有利于明确诊断。

药物引起：如马来酸氯苯那敏（商品名：扑尔敏）、阿托品、氯丙嗪、硫利达嗪等药物也可引起口干、多饮等反应。

糖尿病是因为糖吃多了吗？

有些人会顾名思义地认为，糖尿病就是因为糖吃多了而发生的，但是事实上并不是这样。医学认为，蛋白质、脂肪和碳水化合物在人体内都可以提供热量，引起血糖的升高。而糖尿病的发生是多种因素综合作用的结果，遗传因素、不良的生活习惯和饮食习惯、缺乏运动等都可能导致糖尿病。

出现糖尿就一定是患上糖尿病了吗？

糖尿病患者会出现糖尿，但是尿内有糖不一定就是糖尿病，因为引起糖尿的原因不仅仅是糖尿病，如饿了几天又暴饮暴食的人会由于胰岛素不能及时分泌而出现暂时性的糖尿，短时间内食用大量甜食的人也会出现糖尿症状。肾的先天性缺陷致使肾阈值过低，也可使人出现糖尿病反应。

糖尿病患者的血糖一定要达到正常水平吗？

不一定。对于糖尿病患者来说，只要血糖控制到以下标准，便是良好状态了：空腹血糖值为4.4~7.0毫摩尔/升；任意时间的血糖值都小于10毫摩尔/升。

餐后 2 小时是从什么时候开始计时？

很多人认为测量餐后2小时血糖的"餐后2小时"是从吃完饭后才开始计时的，这其实是不准确的。餐后2小时是从吃第一口饭开始计时的。糖尿病患者要掌握好这个时间，以免测量出来的血糖值不准确。

糖尿病患者可以怀孕吗？

妊娠会加重糖尿病，使代谢紊乱恶化，而糖尿病又可加剧孕妇及胎儿、新生儿的并发症，导致孕妇及胎儿新生儿出现高死亡率。如决心要小孩，应先使用避孕工具避孕3个月，严格控制代谢，使血糖保持正常或接近正常，再考虑妊娠。如果出现严重的并发症，患者应尽量避孕，怀孕者应终止妊娠。

糖尿病患者都可以做运动吗?

不是所有糖尿病患者都适宜做运动,出现严重低血糖、糖尿病酮症酸中毒等急性代谢的糖尿病患者就不适宜进行运动锻炼。

出现并发症、合并急性感染、增殖性视网膜病变、严重心脑血管疾病(不稳定性心绞痛、严重心律失常、一过性脑缺血发作)等情况的患者不可进行任何运动锻炼,病情稳定后方可逐步恢复运动。

降糖药什么时候服用效果最好?

目前临床上用于治疗糖尿病的口服降糖药有许多,但由于各类口服降糖药的特点不同,因此服用的时间也各自不同。适宜餐前30分钟服用的有二甲双胍肠溶剂型、磺脲类短效制剂;适宜餐前即刻服用的有格列奈类、磺脲类中长效制剂、中西药复合制剂;适宜餐时服用的有α-糖苷酶抑制剂;适宜餐后服用的有二甲双胍普通剂型、缓释剂型;不受进餐时间影响的有SGLT-2抑制剂、DPP-4抑制剂、噻唑烷二酮类。

血糖正常了,可以停药吗?

糖尿病是一种慢性代谢性疾病,需要长期的综合治疗来控制和维持血糖。许多患者在血糖水平降至正常后就擅自停用药物,这是不正确的。擅自停药不利于血糖的控制,还可能使血糖波动更大,引起急性并发症,所以即使是血糖达标,一般也应维持原有的治疗。如需减剂量,也要在主治医师的指导下进行。

如何选择胰岛素的注射部位?

胰岛素注射是皮下注射,不可以注射到肌肉层。根据人体的血管、神经、皮下组织的情况以及是否方便注射等因素,适合注射胰岛素的部位主要有以下部位:

腹部。腹部是注射胰岛素最常用的部位，也是吸收胰岛素最快、最容易进行自我注射的部位。腹部注射胰岛素时，要注意避开以肚脐为中心、直径5厘米（或半径2.5厘米）以内的区域，同时不能靠近双侧腰部，因为靠近腰部位置的皮下组织的厚度比较薄，又贴紧肌肉层。腹部最适合注射短效胰岛素或与中效混合搭配的预混胰岛素。为防止注射到肌肉层，偏瘦的患者可捏起皮肤注射。

上臂中段的外侧或后侧。上臂中段的外侧或后侧的皮下组织较薄，患者可捏起皮肤注射。禁止注射在内侧，内侧的血管和神经丰富，疼痛明显，且容易发生感染。上臂吸收速度仅次于腹部，不过不方便自我注射，可由家人或医务人员协助进行，最好使用超细超短型（5毫米）笔用针头。

双侧大腿前外侧的上1/3处。大腿较适合自我注射，但吸收速度较慢，仅略快于臀部。注意：大腿内部分布着较多神经和血管，不宜注射。注射大腿时一定要捏起皮肤或使用超细超短型（5毫米)笔用针头。

双侧臀部外上侧。臀部皮下组织最厚，吸收率低，吸收速度最慢，可注射中、长效胰岛素。消瘦的患者也可注射这个部位。

注射胰岛素要注意经常轮换部位，包括不同注射区域之间的轮换和同一注射区域内的轮换。一个区域最多可以连续注射1~2周，而且在这1~2周内，也要在同一区域变换不同的注射点。

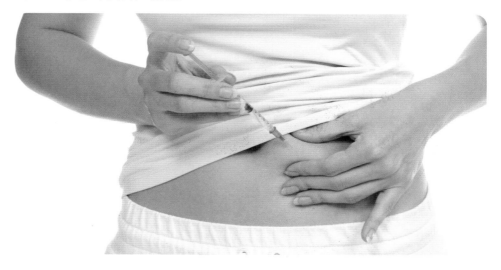

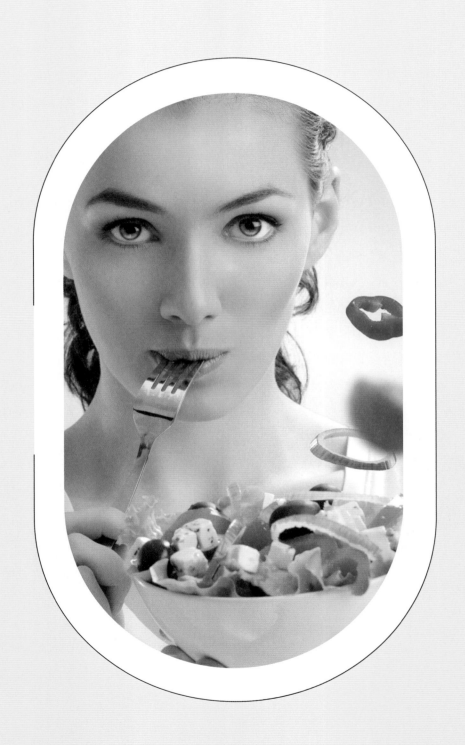

PART 5

合理饮食，
有效降低高尿酸

改善生活方式、调整饮食是防治高尿酸的关键。严格戒酒和限制高嘌呤食物，适量增加饮水，碱化尿液，科学减肥，避免过劳、紧张、寒冷、创伤等诱发因素和积极治疗相关疾病等均是重要的治疗手段。

控制 总热量，保持标准体重

由于体重指数与高尿酸呈正相关性，因此肥胖者应该限制总热量的摄入。超重患者可在原来每日摄入总热量的基础上减少10%~15%，使体重逐渐降至标准体重范围，但不宜过快减轻体重，热量减少太快或过度饥饿容易造成体内酮体升高，而酮体和尿酸的相竞排出会抑制尿酸从肾小管的排泄，使得尿酸的排出减少，从而促使痛风急性发作。一般来说，体重指数大于23的高尿酸患者，应在原来膳食的基础上将每天摄入的总热量减少125~250千卡。

步骤 1——计算标准体重，判断体型

标准体重（千克）=[身高（厘米）~100]×0.9（男性）

标准体重（千克）=[身高（厘米）~100]×0.85（女性）

实际体重超出或低于标准体重的10%以内，属于正常；低于10%，为偏瘦；高于10%，为超重；低于20%，为消瘦；高于20%，为肥胖。

此外，体重指数（BMI）也可用来判断体型。BMI=体重（千克）÷[身高（米）]^2。将得出的BMI与世界卫生组织（WHO）制定的体重指数界限表进行比较，就能得知自己的体型。

WHO制定的BMI界限表

类型	BMI
偏瘦	< 18.5
正常	18.5~24.0
超重	24.1~28.0
肥胖	> 28.0

步骤 2——判断活动强度

一般来说，活动强度分为三种：轻体力劳动、中等体力劳动和重体力劳动。具体判断标准可参考下表：

活动强度分级表

活动水平	生活方式	从事的职业或人群
轻	静态生活方式或坐位工作，很少或没有体力活动	办公室职员、精密仪器机械师等
中	坐位工作，有时需走动或站立，很少或没有重体力活动，主要是站着或走着工作	学生、司机、实验室助理、装配线工人、家庭主妇、销售人员、教师、机械师等
重	重体力职业工作或重体力活动方式	农民、炼钢工人、建筑工人、伐木工人、舞蹈演员、运动员等

步骤 3——计算每日所需总热量

人们每天进行的活动强度不同，消耗的体力不同，所需要的热量补充也自然不同，所以日常活动量是计算每日所需热量的一个重要依据。知道自己的体重类型和具体某一天所进行的活动强度后，就可以对照下表来确定自己当天需要多少热量了。

成人所需热量表

单位：千卡／千克

体型	轻体力劳动	中等体力劳动	重体力劳动
超重或肥胖	20~25	30	35
正常	30	35	40
偏瘦	35	40	45~50

注：每日所需总热量=标准体重（千克）×每日每千克体重所需热量（千卡）。

合理搭配 三大 基础营养素

高尿酸患者除了配合医生积极治疗之外，还需要合理搭配饮食，在限制总热量的前提下，合理搭配三大基础营养素。高尿酸患者可以参照中国营养学会在《中国居民膳食指南（2016版）》中设计的"中国居民平衡膳食宝塔"（以下简称"膳食宝塔"）来安排日常饮食。

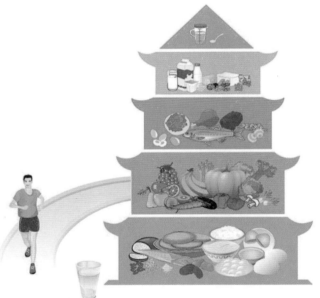

盐小于 6 克
油 25~30 毫升

奶及奶制品 300 克
大豆及坚果类 25~35 克

畜禽肉类 40~75 克
水产品 40~75 克
蛋类 40~50 克

蔬菜类 300~500 克
水果类 200~350 克

谷薯类 250~400 克
全谷物和杂豆 50~150 克
薯类 50~100 克

水 1500~1700 毫升

中国居民平衡膳食宝塔（2016）

碳水化合物

碳水化合物是人体主要的供能营养素，也是构成人体组织不可缺少的物质。膳食宝塔最下面两层是谷薯类和蔬菜、水果，是高尿酸患者每天应该摄入最多的食物，因为其富含碳水化合物，食后让人有饱腹感，亦是活动能量的主要来源。碳水化合物应该占总热量的50%~65%，这样可以减少脂肪分解产生酮体，有利于高尿酸患者尿酸盐的排出。谷类还含有B族维生素，可协助人体内的生化作用。选择此类食物时，应注意隐藏在食物内可能对人体的代谢功能造成多余的油、糖及盐分。

高尿酸患者可以选择大米、面粉等谷薯类以及各种蔬菜、水果。蔬菜类除香菇、紫菜和菠菜不宜大量食用外，其余皆可食用，水果则无禁忌。高尿酸患者饮用适量的果汁、菜汁，可使尿液呈碱性，促使尿酸盐结晶溶解，随尿液排出。同时，果汁和菜汁中含有丰富的维生素，有助于改善高尿酸的症状。

大米、小米、小麦、荞麦、玉米面、精白粉、通心粉、面条、面包、馒头、苏打饼干等食物富含碳水化合物，且嘌呤含量很低，非常适合高尿酸患者食用。但是高尿酸患者摄入碳水化合物一定要适量，摄入过多会增加胰腺的负担，形成胰岛素抵抗，而胰岛素抵抗会使糖酵解过程和游离脂肪酸代谢过程中血尿酸的生成增加，同时会增加肾脏对尿酸的重吸收，导致尿酸升高。

蛋白质

膳食宝塔第三层到第四层是蛋白质类食物，包括肉、鱼、禽、蛋、奶、豆、坚果。蛋白质可构成人体内组织，供生长和修补细胞之用，也可用来制造抗体，对抵抗疾病及感染有极大的帮助。肉类及豆类还含有丰富的铁质，可帮助人体制造血液。选择肉类时应以瘦肉为主，家禽也要去皮、去油脂后再烹调。奶类含丰富的钙质，有预防骨质疏松的作用，高尿酸患者可以选择脱脂奶、低脂奶、芝士、乳酪。

蛋白质应占总热量的10%~15%，应按照每日每千克体重摄入1克的标准来供给。急性高尿酸发作时，此数值可以降到0.8克。每日蛋白质供应量可达60克左右，消瘦者、重体力劳动者、年迈者可适当放宽。鱼类、肉类是优质动物蛋白的来源，但并非高尿酸患者最适宜的蛋白质来源，高尿酸患者宜通过鸡蛋、牛奶、豆腐等食物来补充蛋白质。

高尿酸患者比较适合饮用脱脂奶粉。因为脱脂奶粉不但所含的脂肪成分少，而且含有丰富的维生素、蛋白质和钙。对肥胖者来说，饮用脱脂奶粉不仅能控制脂肪摄入量，还能补充营养。若是不习惯喝牛奶，可用主食蘸着牛奶吃，或饮用酸奶。很多人认为酸奶含乳酸较多，高尿酸患者不宜饮用，但事实并非如此。研究证明，在正常饮用量（每日200克左右）下，酸奶中的乳酸在吸收后也不会对人体体内环境产生明显负影响。因此，高尿酸患者也可适量饮用。另外，对于含有高嘌呤的蛋白质类食物，如动物内脏和海产品，高尿酸患者应少食或不食。

脂肪

脂肪是构成人体细胞的重要成分之一，如脑神经、肝脏、肾脏等重要器官中含有很多脂肪。脂肪还构成人体组织和生物活性物质，如它是构成细胞膜的主要成分，可形成磷脂、糖脂等，能调节生理功能，保护内脏器官等。为了促进尿酸的正常排泄，高尿酸患者摄入中等量或较低量的脂肪为好，一般按照每日每千克体重摄入0.6~1.0克的标准来补充为宜。高尿酸合并高血脂患者的脂肪摄入量应控制在总热量的20%~25%。

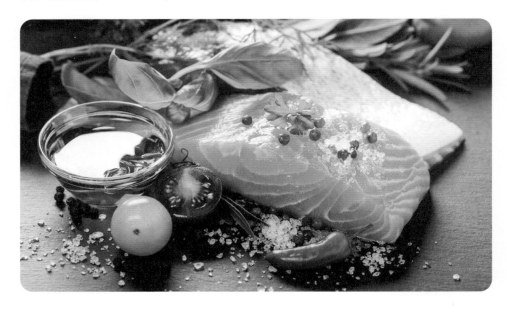

高尿酸患者选择食物的 三个 关键词

避免中高嘌呤食物

尿酸升高到一定程度，就会引发痛风。痛风是人体嘌呤代谢紊乱所致的疾病。如果嘌呤摄入过多，尿酸就会增加，而尿酸容易沉积在人体的关节部位——以足背、踝、足跟、膝、腕、指（趾）和肘关节等部位最为常见，能够引发炎症反应，导致痛风性关节炎。因此，痛风患者，尤其是处

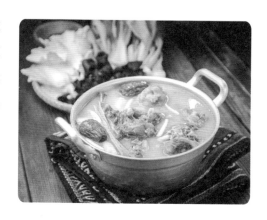

于痛风急性期的患者，需要对常见食物的嘌呤含量有所关注，从而能更好地避免摄入高嘌呤食物，如海鲜、肉类、动物内脏以及啤酒等。

根据嘌呤含量，食物可分为高嘌呤食物、中嘌呤食物和低嘌呤食物。每100克的高嘌呤食物中含有大于150毫克的嘌呤；每100克的中嘌呤食物中含有50~150毫克的嘌呤；每100克的低嘌呤食物中含有50毫克以下的嘌呤。

高嘌呤食物

类别	名称
肉禽类	动物肝、肾、胰、心、脑等，肉馅、浓肉汤、火锅汤等，鹅肉、鹧鸪等
水产类	鲭鱼、凤尾鱼、沙丁鱼、鱼籽、干贝等
其他	黄豆、香菇、紫菜、啤酒、酵母等

中嘌呤食物

类别	名称
肉禽类	熏火腿、猪肉、牛肉、牛舌、羊肉、牛肉汤、兔肉、绵羊肉、鹿肉、鸭肉、鸽子肉、鹌鹑肉、野鸡肉、火鸡肉、鸡肉等
水产类	鲤鱼、鳕鱼、大比目鱼、鲈鱼、梭鱼、鳗鱼、鳝鱼、青鱼、鲱鱼、鲑鱼、鲥鱼、金枪鱼、白鱼、龙虾、蟹、牡蛎及贝壳类等
杂粮	麦麸面包、麦片等
蔬菜	芦笋、花菜、龙须菜、四季豆、青豆、菜豆、菠菜、蘑菇等
豆类	扁豆、干豌豆等

低嘌呤食物

类别	名称
粮食类	大米、小麦、小米、荞麦、玉米面、精白粉、富强粉、通心粉、面条、面包、馒头、苏打饼干、黄油小点心等
蔬菜类	白菜、包菜、胡萝卜、芹菜、黄瓜、茄子、紫甘蓝、西蓝花、西红柿、莴笋、刀豆、南瓜、冬瓜、西葫芦、山芋、土豆、葱头等
水果类	西瓜、橙子、橘子、梨、柠檬、葡萄、菠萝、石榴、哈密瓜、苹果等
蛋、乳类	鸡蛋、鲜奶、炼乳、奶酪、酸奶、麦乳精等
干果类	核桃、榛子、杏仁等
其他	汽水、茶、咖啡、可可、巧克力、各种油脂、果酱等

首选碱性食物

根据在体内代谢后对体液的不同影响，食物可分为酸性食物、碱性食物和中性食物。含有较多磷、硫、氯等矿物质元素，在体内的代谢产物呈酸性的食物，即酸性食物，如肉、鱼、蛋等动物性食物；含有较多钠、钾、钙、镁等矿物质元素，在体内的代谢产物呈碱性的食物，即碱性食物，如蔬菜、水果等植物性食物；在体内的代谢产物既不偏酸性也不偏碱性的食物，便是中性食物，多数为食品添加剂或烹调作料，如葡萄糖、植物油、食盐等。

体内尿酸的增多是引发痛风的直接因素。摄入过多酸性食物，容易影响体液的酸碱度，不利于尿酸的排泄，因此痛风患者不宜多食酸性食物；相反，碱性食物能够增加尿酸的溶解性，有利于尿酸排出，适宜痛风患者经常食用。需要注意的是，食物的酸碱性不能通过口味来判断，如有些水果虽然在味觉上呈酸性，但其代谢产物却是碱性，因此不能将其视为酸性食物。

常见食物的酸碱度

酸碱度	食物名称
强碱性	海带、胡萝卜、白菜、黄瓜、西红柿、包菜、生菜、芋头、板栗、无花果、葡萄干、西瓜、柿子、葡萄、柑橘、咖啡、茶叶等
中碱性	木瓜、草莓、红枣、香蕉、柠檬、菠菜、大豆、红萝卜等
弱碱性	土豆、洋葱、茄子、白萝卜、南瓜、油菜、竹笋、紫甘蓝、红薯、莲藕、芹菜、蘑菇、豆腐、豌豆、绿豆、红豆、苹果、梨、樱桃、牛奶、南瓜籽、葵花籽、杏仁、腰果、芝麻等
弱酸性	白米、花生、啤酒、白酒、红酒、黄酒、海苔、章鱼、油炸豆腐、蛤蜊、泥鳅等
中酸性	火腿、培根、鸡肉、猪肉、鳗鱼、牛肉、面包、小麦、奶油等
强酸性	蛋黄、乳酪、白糖等做的西点或糕点、乌鱼籽、柴鱼等

限制饮酒

　　酒精对痛风患者具有双重伤害：一方面，酒精能够直接加快人体中嘌呤的合成速度，使嘌呤产量增加，继而使血液中的尿酸浓度升高，导致高尿酸；另一方面，酒精代谢可刺激人体中乳酸合成增多，而乳酸能够抑制肾小管分泌尿酸，从而使尿酸排出减少。饮酒导致尿酸产出多而排出少，可见其危害之大。哪怕只是偶尔一次饮酒过度，就可使血尿酸含量明显升高，从而诱使痛风发作。

　　生活中，人们在饮酒时还常常伴食一些下酒菜，其中少不了肉类等高嘌呤食物，如此则更是雪上加霜。痛风患者需谨慎，尤其是逢年过节或受邀赴宴时，如果禁不住美味佳肴的诱惑和亲朋好友的劝酒，那么后果往往会很严重。另外，一般人的心目中总认为啤酒较为安全，但是对痛风患者来说并非如此，除了上述的危害之外，啤酒本身就含有大量嘌呤，同样是痛风患者需要禁忌的饮品。

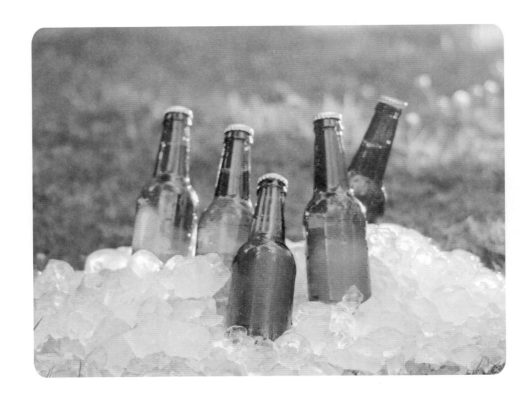

最适宜 高尿酸患者的烹调方法

　　痛风能够吃出来，也能巧妙地"吃回去"，这个秘诀就在于控制嘌呤的含量。痛风患者不必"谈吃色变"，只要采用合理的烹调方法，就能巧妙减少食物中含有的嘌呤量，使食物品种多样化。

肉类和鱼类

　　肉类和鱼类食物富含蛋白质，是优质动物蛋白质的良好来源，但是肉类和鱼类食物的嘌呤含量都较高，多食对痛风患者非常不利。不过痛风患者也不必完全拒绝肉类、鱼类食物，因为嘌呤为水溶性物质，在高温下更易溶于水。所以，痛风患者可将肉类、鱼类切块或切丝后，先放入沸水中焯煮，捞出沥干水分后再进行烹饪，这样就能有效减少此类食物中的嘌呤含量。嘌呤很难溶于油，因此用油炒或油炸的烹调方法不仅不会减少嘌呤含量，还会增加脂肪的摄入量，不利于痛风患者控制热量。痛风合并肥胖症、高血脂和高血压的患者，尤其应该避免摄入过多动物性脂肪。烹调鸡肉、猪肉等皮下脂肪较多的食物前，应切掉其脂肪。用偏肥的肉做菜时，最好先煮一下，并把煮肉的汤倒掉，再用植物油炒，这样就可以减少很多动物脂肪。此外，痛风患者最好少喝肉汤，因为汤内含有较多嘌呤。

谷类

　　绝大多数的谷类食物如大米、小麦、玉米面、精白粉、面条、面包、馒头等，都是低嘌呤食物，适合痛风患者。但要注意，麦麸面包、麦片等中嘌呤食物最好少吃，或是混合大米、白面等细粮一起烹调食用。

蔬菜类

对于新鲜、脆嫩的蔬菜，许多痛风患者会选择生吃。蔬菜不仅含有丰富的维生素和无机物，而且富含膳食纤维，能促进肠胃蠕动，对痛风患者降脂减肥和促进部分尿酸排泄有利。不过，蔬菜所含的维生素C及B族维生素很容易受到加工及烹调的破坏，生吃蔬菜的确有利于营养成分的保存，但是并非每一种蔬菜都适合直接生食，有些蔬菜最好放在开水里焯一焯再吃，有些蔬菜则必须煮得熟透后再食用。芦笋、花菜、龙须菜、四季豆、青豆、菜豆、菠菜、蘑菇等营养丰富，但是属于中嘌呤食物，必须用水煮过后再烹调以降低嘌呤含量。

油类

无论是动物油还是植物油，其嘌呤含量都较少，且植物油中的嘌呤含量比动物油更少，所以痛风患者以食用植物油为宜。植物油包括豆油、菜籽油、玉米油、花生油、芝麻油、葵花籽油、橄榄油等。植物油中含有较多的不饱和脂肪酸，如亚麻酸、亚油酸、花生四烯酸等，具有加速胆固醇分解和排泄的作用，有利于降低血胆固醇、保护血管壁、防止动脉粥样硬化。

常用的动物油有猪油、牛油、鱼油等。动物油中含有较多的饱和脂肪酸，可使血胆固醇升高，诱发动脉粥样硬化，妨碍尿酸由肾脏排泄，所以痛风患者原则上不宜食用动物油。但在动物油中也有例外，鱼油尤其是海鱼鱼油具有降低血脂、防止动脉粥样硬化的作用。痛风患者可适当食用，以补偿偏食植物油的不足。

调味料

各类调味品中的嘌呤含量均极少，在烹调时用量也相对不多，所以调味品不在痛风患者的食品禁忌单中。痛风患者在烹调时可根据自己的习惯与嗜好，选择适当的调味品，但不宜过量，尤其需要限制盐的摄入。

避免走入饮食控制的 误区

痛风患者谨慎选择食物无可厚非，但一些极端的饮食观念反而会使病情更加严重，比如完全不吃水产、豆类等食物。对于一些饮食误区，痛风患者应认真分辨，努力吃对吃好。

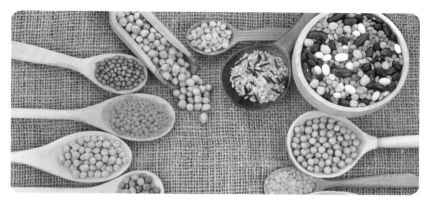

痛风患者要多吃粗粮

粗粮中含有大量的膳食纤维和B族维生素，利于降低血脂、预防胰岛素抵抗，从而预防代谢综合征（如高血脂、高血糖、高血压）的发生，因此痛风患者常认为应该多吃粗杂粮。其实，包括精白米、精白面、白面包及饼干等在内的细粮及其制品中的嘌呤含量很少，痛风患者尤其是急性期的痛风患者应以这些食物为主食。包括玉米、小米、高粱、糙米、荞麦、燕麦片等在内的各类粗粮中的嘌呤含量明显高于上述细粮，大量吃粗杂粮反而对控制病情不利。因此痛风患者在急性期应少吃或不吃粗粮；在间歇期可适量食用，且以每天50克以下为宜，并尽量选择小米、玉米等嘌呤含量相对较低的粗粮。如果痛风患者同时患有糖尿病，在血尿酸含量控制较好且肾脏功能正常的前提下，可以适当增加粗粮的摄入比例。

痛风患者不能吃豆类

豆类食物含有丰富的优质蛋白质、钙及大量植物化学物，以及丰富的不饱和脂肪酸，有助于改善人体代谢综合征，减轻炎症反应，预防和控制痛风发作。国内外研究发现，食用豆类食物对痛风患者具有一定的保护作用。但美中不足的是，与粗粮一样，豆类食物多为中等嘌呤含量，食用过多会引起尿酸升高。但是豆腐、豆干、豆浆等部分豆类食物的嘌呤在加工过程中已经溶于水，痛风患者可适量食用。对豆制品非常敏感的痛风患者，则应少吃或不吃豆类食物。

不吃肉，痛风就不会复发

很多痛风患者认为，只要不摄入肉类，痛风就不会复发。但事实并非如此。痛风是一种代谢性疾病，人体内80%的嘌呤由自身代谢产生，20%由食物摄入，因此，即使完全不进食肉类食物，血尿酸也不会立刻降低到正常值。长期不摄入肉类，人体必需氨基酸来源不足，会造成蛋白质缺乏，使得人体各组织器官功能下降、衰竭，嘌呤代谢能力也会随之下降，而且长期不吃红肉还易导致缺铁性贫血，因此，痛风患者在间歇期除了合理食用鸡蛋、牛奶以外，也要合理食用肉类食物，尽量选择猪瘦肉、牛瘦肉、鸡胸肉、鸭胸肉等脂肪含量低的肉类，且需先水煮后弃汤吃肉。

痛风患者完全不能吃水产类

包括鱼、蟹、虾、贝类等，大部分水产类食物的嘌呤含量较高，沙丁鱼、凤尾鱼及鱼籽中的嘌呤含量尤其高，所以进食这些水产可能会引起血尿酸明显升高而诱发痛风性关节炎。但是也有一部分水产是痛风患者可以放心食用的，如新鲜的海蜇皮、海带等。中医认为，海蜇皮、海带具有利湿、软坚散结的功效，对促进代谢、防止痛风石的形成有一定帮助。另外，对于嘌呤含量比较高的鱼肉，处于急性期的痛风患者不应食用，但处于间歇期且血尿酸水平控制较好的痛风患者可以适量食用，以每天50克以下为宜。

痛风患者常饮牛奶会诱发结石

痛风患者常伴有泌尿系统结石，有人就认为这和饮用牛奶及矿泉水，摄入大量钙、镁等矿物质有关。但是研究表明，草酸钙结石形成的主要原因是血液中草酸含量过高，而膳食中钙含量高的人群发生结石的比例较低。出现结石主要是自身代谢问题，其成因至今也没有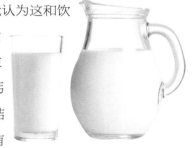定论，但是高蛋白饮食地区的发病率相对较高。预防结石应该注意减少蛋白质、盐的摄入，而不是限制钙摄入，所以避免"高蛋白饮食"和饮牛奶不冲突。牛奶含有丰富的蛋白质、脂肪和钙等营养物质，且嘌呤含量很低，是痛风患者重要的优质蛋白质来源。牛奶和鸡蛋是痛风患者尤其是痛风性发作患者可以安全食用的少数动物性食品。痛风患者合并有高血脂、肥胖症时，可以选择脱脂牛奶，以减少动物性脂肪的摄入。

痛风 不同阶段的饮食调理要点

无症状期调理要点

处于无症状期的痛风患者在饮食方面应遵循以下六点。

○ 限制高嘌呤食物

进食如动物内脏、浓肉汤、火锅汤、豆类、鱼籽、贝类、熏肉、火腿、猪肉、鹌鹑、兔肉、鳝鱼等高嘌呤食物，不利于疾病的控制。在无症状期，痛风患者嘌呤的摄取量应限制在每日150毫克以下。

○ 限制热量摄入，适当控制体重

痛风与肥胖、高血糖、高血压及高血脂等关系密切。痛风患者因多伴有肥胖、高血压和高血糖等，所以需要限制热量，降低体重，以达到标准体重或稍低于标准体重的15%为宜。精确地计算自己每天摄入的总热量固然是最科学的方法，但大多数人难以做到且难以长期坚持。其实，凭感觉去估计摄入的总热量也是方法之一，如每顿"吃到八分饱"。有些研究提出痛风患者最好能使自己的体重低于标准体重的10%~15%，这是因为，限制食物热量后，能进一步保证痛风患者摄入的嘌呤不超标。因此，痛风患者应确切了解适合自己的热量，保证每日进食不要超过这个数值。痛风患者饮食的热量可以参考糖尿病饮食，它是医生综合患者年龄、性别、肥胖程度、每日活动量、出现的并发症情况等诸多因素后制定的。

○ 多食碱性食物

尿酸在酸性环境中易析出结晶，在碱性环境中易溶解，因此痛风患者应多食钾多、钠少的碱性食物，如白菜、芹菜、西蓝花、生菜、冬瓜、黄瓜、茄子、萝卜等蔬菜，和苹果、香蕉、西瓜、猕猴桃等水果。此外，山慈菇有降尿酸的作用，对痛风的预防与治疗有很好的作用，可适当多食。

○ 多食维生素含量高的蔬菜和水果

蔬菜和水果不仅大多是碱性食物，还富含B族维生素和维生素C，能促进组织内的尿酸盐溶解，痛风患者可适当多食。

○ 适当多喝水

痛风患者应该适当多饮白开水和碱性饮料，保持每日尿量在2000毫升以上，有助于尿酸的排泄，但肾功能不全时应适量喝水。

○ 少食辛辣刺激性食物

痛风患者应少食生姜、胡椒、辣椒、葱、蒜、浓茶、咖啡、酒等辛辣刺激性食物，因为这些食物不仅能使血乳酸增加，对肾小管尿酸排泄有抑制作用，而且对神经系统有刺激作用，容易导致疾病复发。

急性期调理要点

急性痛风经常在午夜发作且疼痛难忍，因此，痛风急性期患者更应该严格遵守以下饮食原则。

○ 禁食一切高嘌呤食物

痛风急性期患者应禁食一切嘌呤含量高的食物，如动物内脏、沙丁鱼、凤尾鱼、鲭鱼、虾、豆类、浓肉汤及菌藻类等。选用低嘌呤饮食，每天的嘌呤摄入量控制在100毫克以下。

○ 合理摄入蛋白质和脂肪

遵循适量供给原则，标准体重的痛风急性期患者可按每日每千克体重摄入0.8~1.0克的标准来补充蛋白质，全天摄入量为40~65克，以植物蛋白为主；可选用牛奶、鸡蛋等动物蛋白，且在蛋白质摄入量允许范围内选用；尽量不食用肉类、禽类、鱼类等，如一定要吃，可将少量的瘦肉、禽肉煮沸弃汤后食用。需要注意每天应摄入适量脂肪，但因其阻碍尿酸正常排泄，其量必须控制在50克左右。

○ 供给足量的 B 族维生素、维生素 C 和矿物质

痛风急性期患者应多摄入蔬菜、水果等碱性食物，每天摄入500克以上蔬菜、200~400克水果。这样做的原因有二：一是蔬菜和水果可使尿液呈碱性，能提高尿酸盐溶解度，有利于尿酸排出；二是蔬菜和水果富含维生素C，能促进组织内尿酸盐溶解。

○ 限制钠盐摄入

痛风急性期患者易患高血压和高血脂等，应限制钠盐量的摄入，通常每天摄入2~5克即可。

○ 补充足够的水分

在无肾脏病、心力衰竭等禁忌的情况下，痛风患者饮水建议如下：

①每天饮水总量为2~3升，尽量保证每日尿量约为2升，使尿酸碱度（pH值）保持在6.3~6.8，有利于尿酸排泄，减少尿酸盐结晶形成。

②分次饮水，建议早、午、晚有3次的饮水量在500毫升。

③饮用水尽量选择弱碱性、小分子水，可促进尿酸排泄。

④饮用柠檬水有助于降尿酸。

○ **禁食刺激性食物**

痛风急性期患者要禁食刺激性食物，如酒和辛辣调味品。

间歇期调理要点

痛风间歇期的调理对预防痛风发作有着极为深刻的意义，这一时期以维持体重在正常的标准内为调理目标。间歇期是重要的调整阶段，在此期间，患者注意调整饮食结构，限制嘌呤含量高的食物的摄入，并进行适当的体育锻炼，做一些心情愉快的事情，对防范痛风的复发都可起到重要的作用。

○ **平衡饮食，维持正常体重**

可适当放宽嘌呤摄入的限制，但仍须禁止食用嘌呤含量高的食物。平衡膳食结构可使肥胖的痛风患者逐渐达到理想的体重。

○ **养成良好的饮食习惯**

限制脂肪的摄入，防止过度饥饿，平时多喝水，少用盐和酱油。

慢性期调理要点

慢性期的主要表现有痛风患者出现痛风石、慢性关节炎、尿路结石及痛风性肾病。痛风患者要针对不同的表现来设定不同的饮食调养方法及要点。

○ 控制热量和嘌呤的摄入量

控制每天总热量的摄入，少吃蔗糖、蜂蜜等食物，因为它们的果糖含量很高，会加速尿酸生成。可适当放宽对嘌呤的限制，但还是要少食嘌呤含量偏高的食物，如蔬菜中的嫩扁豆、青蚕豆、鲜豌豆等。尽量别吃肉类、禽类、鱼类，如一定要吃，应将其煮熟后弃汤食用。

○ 适当限制蛋白质的摄入

多选用嘌呤含量低的牛奶、奶酪、脱脂奶粉和蛋类。

○ 多吃碱性食品

蔬菜、水果等可以碱化尿液，促进尿酸的排泄。西瓜和冬瓜不但是碱性食品，而且具有利尿作用，对痛风患者十分有利。

○ 保证尿量充沛

平时应多喝白开水、淡茶水、矿泉水和果汁；不要喝浓茶、咖啡、可可等有兴奋自主神经系统作用的饮料，因为它们可能引起痛风发作。

○ 避免饮酒

酒精具有抑制尿酸排泄的作用，长期饮酒，即使是少量饮酒都可刺激嘌呤合成增加。若喝酒时再吃肉禽类食物，更会使嘌呤的摄入量加倍。

○ 限制食用刺激性调料

辣椒、咖喱、胡椒、花椒、芥末、生姜等调料均能兴奋自主神经，诱使痛风发作，要限制摄入量。

专家连线，解答 痛风 的疑问

什么是痛风？

痛风是指因血尿酸过高而沉积在关节、组织中造成多种损害的一组疾病，异质性较强，严重者可并发心脑血管疾病、肾功能衰竭，最终可能危及生命。男性多见，女性大多出现在绝经期后，近年来逐步趋于年轻化。50%以上的痛风患者伴有超重或肥胖。

根据痛风诊断标准的12条临床特征，具备其中6条或6条以上的人就需要去医院做详细检查。

12 条临床特征如下

①急性关节炎发作多于1次；

②炎症反应在1天内达到高峰；

③单关节炎发作；

④患病关节的皮肤呈暗红色；

⑤第一跖趾关节疼痛或肿胀；

⑥单侧关节炎发作，累及第一跖趾关节；

⑦单侧关节炎发作，累及跗骨关节；

⑧有可疑痛风结节；

⑨出现高尿酸的症状；

⑩X射线摄片检查显示不对称关节肿胀；

⑪X射线摄片检查显示不伴侵蚀的骨皮质下囊肿；

⑫关节炎发作期间，关节液微生物培养呈阴性。

哪些人群最容易患痛风？

痛风与生活环境、饮食习惯和家族遗传有关。随着时代的进步，痛风已逐渐成为一种常见病。不过痛风的多发群体还是具有一定的规律性的，以下是七类常见的痛风多发人群。

①**男性**。一般情况下，男性应酬较多，抽烟喝酒也较多，因此容易摄入较多高嘌呤食物，引发痛风的概率也较高。在我国，约95%的痛风患者为男性，5%为女性，且女性常在绝经期后发病。

②**中老年人**。中老年人的身体机能逐渐下降，代谢功能也下降。

③**有痛风家族史的人**。痛风是一种遗传性疾病，即存在先天因素。英国痛风家族发病率为38%~80%；而在美国有6%~22%的痛风患者有家族史；我国有家族遗传史的痛风患者为10%~25%。

④**摄入动物性蛋白质较多的人**。一般认为，摄取过多的包括动物性蛋白的高热量食品而引起的肥胖，影响了尿酸的排泄，使体内的尿酸增加。

⑤**过量饮酒的人**。无论是哪一类酒，所含的酒精都会阻碍肾脏的排泄（尿酸的排出）或直接参与尿酸的合成反应。

⑥**超重或肥胖人群**。超重或肥胖的人易发生高尿酸和痛风，因为体重与高尿酸明显相关。肥胖引起高尿酸可能与体内内分泌功能紊乱有关，而并非肥胖本身直接造成的。高尿酸中，较瘦者仅占2.6%。临床资料证明，大多数痛风患者属超重或肥胖，尤其是腹部、腰围较大的内脏脂肪型肥胖者，但也有一部分较瘦的人也会得痛风。

⑦**冠心病、高血压、糖尿病患者**。17%的冠心病患者有高尿酸的症状，无症状高尿酸是冠心病的危险因素，近年来的研究认为高尿酸是冠心病的先兆。高尿酸患者比血尿酸正常者发生动脉粥样硬化的概率要高很多，如偏高的血压、血脂、血糖等。一些危险因素本身就是引起血尿酸升高的原因，如长期的高血压可使肾小球缺氧，乳酸生成增多，与尿酸竞争排泄；某些利尿剂和降血压药物的使

用也能使尿酸排出减少。而另一些危险因素则可能是高尿酸的直接结果，如过高的血尿酸浓度可以诱发糖尿病。

外出时，如何防止痛风急性发作？

痛风患者在出差、旅游的时候，由于身体疲惫，关节局部受到撞击、挤压或摩擦，肢体在寒冷的气候中滞留过久等诸多因素的影响，容易发作急性关节炎，造成关节红、肿、剧痛，不能活动，持续数日甚至更长时间，严重影响正常的生活、学习、工作。因此，痛风患者在出差或者旅游的时候，应该谨防急性关节炎发作，做好以下三点。

做好充足的准备。痛风患者要确定自己的血尿酸已经控制在较为满意的水平，无急性并发症，可耐受一定的运动强度，方可外出旅行；出发前对旅行路线、乘车时间及其携带物品都要做好规划；带上足够的药品，特别是有关痛风性关节炎急性发作时的止痛药物；选择舒适合脚的鞋子，以免足部受伤；遇到任何事情都要从容不迫，保持平和的心态，因为情绪波动同样会影响血尿酸。

规律生活。痛风患者应该尽量安排好作息时间，按时起床、睡眠，定时、定量进餐，不要为赶时间而放弃一餐，也不要暴饮暴食，更不可进食嘌呤含量高的食物，切不可饮酒，同时要喝足够的水；安排各种活动也要有所节制，运动量较大的活动应该尽量减少；要保证充足的睡眠，以免过度疲劳，特别是长途行走。

对症处理病变。旅途易让人感觉紧张劳累，若痛风病情加重，甚至出现痛风性关节炎急性发作，则必须及时服药或到当地医院诊治，不可以掉以轻心。

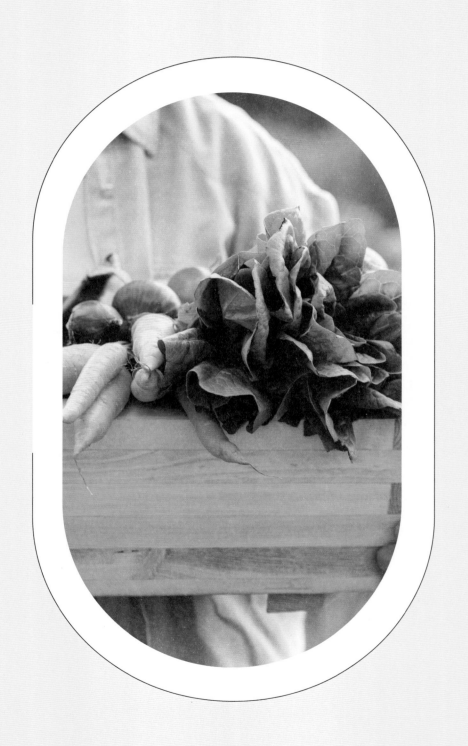

PART 6

降"四高"明星食物的
营养档案和健康吃法

　　食物能给人体补充足够的能量和营养，其中不少食物还有降四高、防治并发症的作用。很多食物中含有丰富的维生素 B1、维生素 B2、维生素 C，以及铬、镁、锌等微量元素，都是对"四高"患者身体有益的营养元素。本章推荐的食材以及食谱均有利于降"四高"，患者可根据个人口味做出选择。需要注意的是，痛风发作期建议禁食中、高嘌呤含量的海鲜河鲜类食物；痛风缓解期可少量食用。

五谷杂粮，最朴实的降"四高"食物

燕麦

燕麦的营养价值非常高，赖氨酸和蛋氨酸含量非常理想，维生素和矿物质也很丰富，特别是维生素B1，居谷类粮食之首。

DATA

适用量：每日40克左右	降压能力 ★★★★	降脂能力 ★★★★★
嘌呤含量：中	降糖能力 ★★★★★	排酸能力 ★★★★

营养表　每100克所含基础营养素

总热量 / 338 千卡
碳水化合物 / 77.4 克
蛋白质 / 10.1 克
脂肪 / 0.2 克
膳食纤维 / 6.0 克

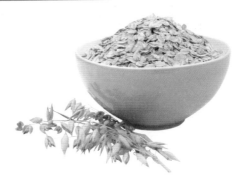

降压关键词　亚麻油酸

燕麦中的亚麻油酸含量很高，具有抗凝血、减少血液中的甘油三酯及胆固醇的作用，可以保护血管、维持血压的稳定性，同时降低血管病变的概率，减少并发症的发生。

降脂关键词　次亚麻油酸、亚麻油酸

次亚麻油酸和亚麻油酸等不饱和脂肪酸，可降低血液中胆固醇、甘油三酯和低密度脂蛋白的含量，除去血管上的胆固醇，降低血脂，减少血栓的形成。

降糖关键词　膳食纤维、维生素 B1、镁、锰

燕麦中的膳食纤维可以强化消化系统功能，延缓饭后血糖的上升；维生素B1可以参加糖类的代谢，维持血糖的正常水平；镁、锰可强化胰岛素功能，抑制血糖水平升高。

排酸关键词　膳食纤维、钾、镁

燕麦含有丰富的膳食纤维、钾、镁及可溶性纤维，有利于促进体内废物及尿酸的排出，缓解痛风症状。

食用建议

燕麦不易煮熟，可洗净后浸泡数小时，再进行蒸、煮等烹调就很容易熟软了。为了保留B族维生素，最好将浸泡燕麦的水一同入锅。

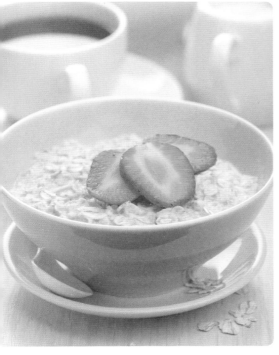
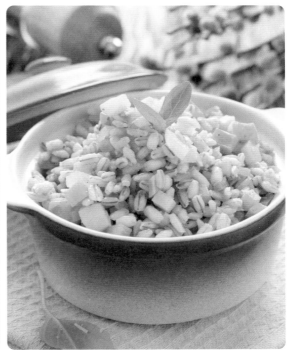

草莓燕麦片

材料:

草莓100克,燕麦片80克,牛奶250毫升

做法:

1. 将草莓洗净,切片。
2. 牛奶倒入锅中煮沸,放入燕麦片煮开。
3. 盛出燕麦片,放上草莓即可。

胡萝卜燕麦山药饭

材料:

水发燕麦150克,胡萝卜200克,山药100克

做法:

1. 胡萝卜、山药去皮洗净,切块。
2. 砂锅置于火上,倒入燕麦、胡萝卜、山药,注入适量清水拌匀,盖上盖,用小火焖40分钟至食材熟透。
3. 关火后揭盖,盛出焖煮好的饭,装入碗中即可。

薏米

薏米是我国古老的食药俱佳的粮种之一。人们对薏米早有很深的了解，不仅在饭食中使用，在药膳中的应用也很广泛。

DATA

适用量：每日 75 克左右	降压能力 ★★★★★　降脂能力 ★★★★
嘌呤含量：低	降糖能力 ★★★★★　排酸能力 ★★★★★

营养表 **每 100 克所含基础营养素**

总热量 / 361 千卡
碳水化合物 / 71.1 克
蛋白质 / 12.8 克
脂肪 / 3.3 克
膳食纤维 / 2 克

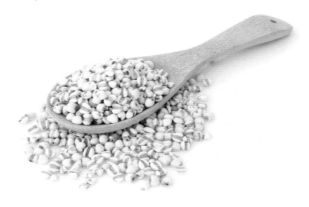

降压关键词 **氨基酸、膳食纤维**

薏米中的氨基酸和膳食纤维有健脾养胃的功效，适宜脾胃虚弱的高血压患者食用。经常适量食用薏米，能够扩张血管、降低外周血液循环阻力，从而降低血压。

降脂关键词 **膳食纤维**

薏米中含有的水溶性膳食纤维可降低血液中的胆固醇和甘油三酯，可预防高血压、高血脂等疾病的发生。

降糖关键词 **氨基酸、维生素 B₁、维生素 B₂**

薏米中的氨基酸、维生素 B_1、维生素 B_2 可以加快糖类的代谢，膳食纤维可延缓饭后血糖上升，锌是胰脏制造胰岛素必不可少的元素。

排酸关键词 **薏苡仁脂、维生素**

薏米中含有薏苡仁脂、薏苡仁醇、维生素、矿物质、蛋白质、膳食纤维及多种氨基酸等营养成分，能够促进尿酸的排泄，还能降压、降脂、降糖、利尿，对防治痛风及其并发症有较好的作用。

食用建议

用薏米煮粥或汤时不宜煮得太软烂，因为其中的淀粉充分糊化后更容易被人体消化吸收，会使餐后血糖急剧升高，不利于保持血糖的稳定。

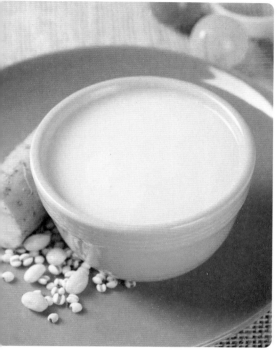
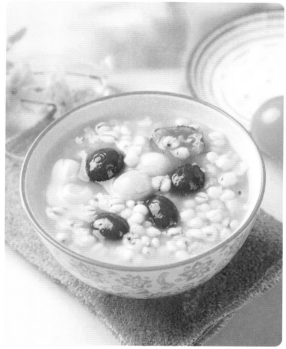

山药薏米豆浆

材料：

水发黄豆60克，薏米20克，山药80克，白糖适量

做法：

1. 山药去皮，切成块。

2. 把已浸泡8小时的黄豆、薏米、山药倒入豆浆机中，注入适量清水至水位线，盖上豆浆机机头，开始打浆。

3. 待豆浆机运转约15分钟，即成豆浆。

4. 把煮好的豆浆倒入滤网，用汤匙搅拌，滤取豆浆，倒入杯中，放入适量白糖，搅拌均匀至其溶化即可。

红枣莲子薏米粥

材料：

薏米100克，莲子50克，红枣5颗，冰糖15克

做法：

1. 砂锅中注入适量水烧开，倒入已浸泡好的莲子、薏米以及去核的红枣，搅拌一下，盖上盖，烧开后用小火煮60分钟至材料熟透。

2. 揭盖，加入冰糖搅拌均匀，转中火煮约1分钟至冰糖溶化。

3. 关火后盛出煮好的粥，装在碗中，稍稍冷却后即可食用。

玉米

玉米学名玉蜀黍，原产于墨西哥和秘鲁。玉米的维生素含量非常高，是稻米、小麦的5~10倍。同时，玉米中含有大量的营养保健物质。

DATA

适用量：每日100克左右	降压能力 ★★★★	降脂能力 ★★★★★
嘌呤含量：低	降糖能力 ★★★★	排酸能力 ★★★★

营养表　每100克所含基础营养素

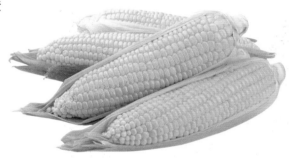

总热量 / 112 千卡
碳水化合物 / 22.8 克
蛋白质 / 4 克
脂肪 / 1.2 克
膳食纤维 / 2.9 克

降压关键词　钾、镁、钙

玉米中的钾能促进钠的代谢，镁能扩张血管，而钙具有降低血脂、抗血栓与扩张血管的功效。

降脂关键词　膳食纤维、维生素E

玉米中丰富的膳食纤维能降胆固醇，防止动脉硬化；维生素E能抑制脂肪成分转为有害的脂质过氧化物，维持血液的畅通，降低血管病变发生的概率。

降糖关键词　硒、镁、维生素B₂

玉米所含的硒和镁能传递身体需要胰岛素的讯息，可强化胰岛素功能；维生素B₂能加速体内糖代谢，有效降低高血糖患者的血糖值。

排酸关键词　低嘌呤

玉米基本不含嘌呤，可调中益气、清热降压、止血利湿，在利尿的同时可将体内的尿酸带出体外，避免尿酸在关节的沉积，缓解关节疼痛，非常适合痛风患者长期食用。

食用建议

由于玉米中缺少一些必需的氨基酸，所以不宜单独长期食用。玉米可与豆类、小麦等搭配食用，以提高营养价值。

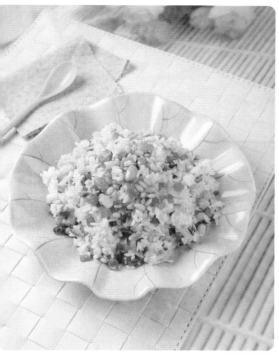
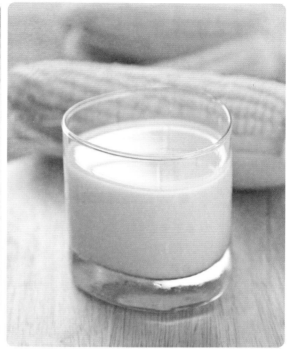

松仁玉米炒饭

材料：

米饭300克，玉米粒45克，青豆35克，腊肉55克，鸡蛋1个，水发香菇40克，熟松子仁25克，葱花少许

做法：

1. 将洗净的香菇切丁；洗好的腊肉切丁。

2. 锅中注水烧开，倒入青豆、玉米粒，煮至食材断生，捞出。

3. 用油起锅，倒入腊肉丁、香菇丁，翻炒匀，打入鸡蛋，炒散，倒入米饭，用中小火炒匀，倒入青豆、玉米粒翻炒，撒上葱花炒香，倒入熟松子仁，炒匀即可。

玉米汁

材料：

鲜玉米粒100克

做法：

1. 将鲜玉米粒洗净，待用。

2. 取榨汁机，选择搅拌刀座组合，倒入玉米粒，注入少许纯净水，盖上盖，选择"榨汁"功能，榨取玉米汁。

3. 倒出玉米汁，装入碗中即可。

绿豆

绿豆在我国有两千多年的栽培历史，一般在秋季成熟上市，具有很好的食用和药用价值，是传统的夏季消暑佳品，被称为"济世之良谷"。

DATA

适用量：每日 50 克左右	降压能力 ★★★★★	降脂能力 ★★★★
嘌呤含量：高	降糖能力 ★★★★	排酸能力 ★★★

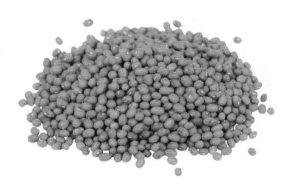

营养表 **每 100 克所含基础营养素**

总热量 / 316 千卡
碳水化合物 / 62 克
蛋白质 / 21.6 克
脂肪 / 0.8 克
膳食纤维 / 6.4 克

降压关键词 **膳食纤维、维生素 C、钾、钙**

绿豆中的膳食纤维与维生素C可以减少低密度胆固醇、脂肪在血管壁上的沉积，达到降低血压的目的。钾可帮助身体排泄多余的钠，钙则能有效松弛血管平滑肌、安定神经，进而稳定血压。

降脂关键词 **抑制血脂上升**

绿豆具有防止动脉粥样硬化、抑制血脂上升的作用，还能使已升高的血脂迅速下降。

降糖关键词 **黄酮类化合物、SOD**

绿豆中富含具有高效抗氧化能力的黄酮类化合物和SOD，可以清除体内的氧自由基及重金属离子，减轻这些物质对组织、细胞的损伤，改善自身代谢功能，进而稳定血糖。

排酸关键词 **膳食纤维、B 族维生素、钾、镁**

绿豆作为一种碱性食物，含有丰富的膳食纤维、B族维生素、钾元素和镁元素，可有效促进体内废物及尿酸的排泄，搭配大米做成绿豆米饭，可以很好地减少热量摄入，起到很好的控制体重的作用，对防治痛风有一定的辅助作用。

食用建议

绿豆忌用铁锅煮，绿豆皮中的类黄酮和金属离子会产生作用，食用后会造成肠胃不适和消化不良。建议煮绿豆汤用砂锅。

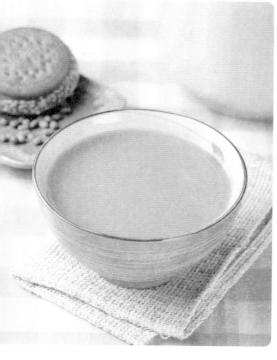
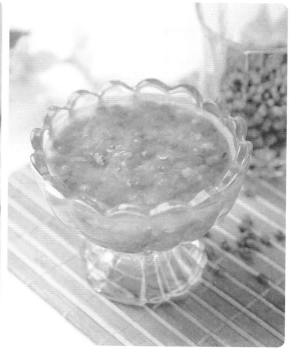

绿豆豆浆

材料:

水发黄豆、水发绿豆各50克,白糖适量

做法:

1. 把已浸泡8小时的黄豆、绿豆倒入豆浆机中,注入适量清水至水位线,盖上豆浆机机头,选择"五谷"程序,再选择"开始"键,开始打浆。

2. 待豆浆机运转约15分钟,即成豆浆。

3. 把煮好的豆浆倒入滤网,用汤匙搅拌,滤取豆浆,倒入杯中,放入适量白糖,搅拌均匀至其溶化即可。

清凉绿豆沙

材料:

绿豆65克

做法:

1. 碗中注入适量清水,放入洗净的绿豆,浸泡约2小时。

2. 锅中注入适量清水烧开,倒入泡好的绿豆,烧开后用小火煮至食材熟软。

3. 关火后盛出煮好的绿豆沙,装入杯中即可。

红豆

红豆富含淀粉，具有利小便、消胀、除肿、止吐的功能，被李时珍称为"心之谷"。

DATA

适用量：每餐 30 克　　降压能力 ★★★★　　降脂能力 ★★★★
嘌呤含量：高　　　　　降糖能力 ★★★★　　排酸能力 ★★★

营养表　每 100 克所含基础营养素

总热量 / 309 千卡
碳水化合物 / 63.4 克
蛋白质 / 20.2 克
脂肪 / 0.6 克
膳食纤维 / 7.7 克

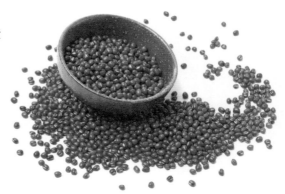

降压关键词　膳食纤维

红豆含有丰富的人体必需氨基酸、膳食纤维以及多种维生素和矿物质，对高血压患者调节代谢、稳定血压有益。

降脂关键词　膳食纤维、亚油酸、豆固醇

红豆中的膳食纤维可降低血液中的胆固醇和甘油三酯，可达到降血压、降血脂的效果；红豆所含的亚油酸和豆固醇可有效降低体内血清胆固醇，从而控制血脂水平。

降糖关键词　膳食纤维

红豆中含有丰富的膳食纤维，可降低碳水化合物的消化吸收速率，有降低餐后血糖水平、维持血糖稳定和降低血液中低密度脂蛋白的作用。

排酸关键词　膳食纤维、皂角苷

红豆含有丰富的膳食纤维、皂角苷、镁、钾等营养素，能有效地缓解酸性体质，促进体内废物及尿酸的排出，对痛风并发肾病水肿有较好的防治作用。

食用建议

红豆利水，尿多之人不宜食用。红豆可整粒食用，一般用于煮饭、煮粥、做红豆汤。

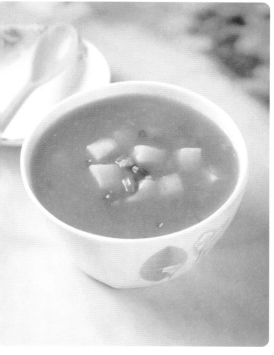
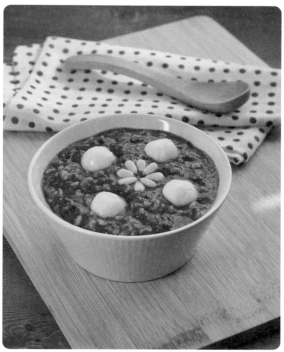

红豆山药羹

材料:

水发红豆150克,山药200克,白糖、水淀粉各适量

做法:

1. 洗净去皮的山药切粗片,再切成条,改切成块,备用。

2. 砂锅中注水,倒入洗净的红豆,用大火煮开后转小火煮40分钟,放入山药丁,用小火续煮20分钟至食材熟透。

3. 揭盖,加入白糖、水淀粉拌匀,关火后盛出煮好的山药羹,装入碗中即可。

红豆松仁粥

材料:

水发大米100克,水发红豆80克,肉丸4个,松仁20克,盐适量

做法:

1. 砂锅注水烧开,放入泡好的大米、红豆,搅匀,用大火煮开。

2. 加盖,用小火煮1小时至粥品熟软浓稠,放入丸子煮熟。

3. 揭盖,关火后倒入松仁、盐调味,盛出粥品,装碗即可。

小米

小米是中国古代的"五谷"之一，是我国主要的粮食作物。由于小米不需要精制加工，因此保存了许多的维生素和矿物质，营养价值很高。

DATA

适用量：每餐 50 克
嘌呤含量：低

降压能力 ★★★★　　降脂能力 ★★★
降糖能力 ★★★★　　排酸能力 ★★★★★

营养表　**每 100 克所含基础营养素**

总热量 / 358 千卡
碳水化合物 / 75.1 克
蛋白质 / 9 克
脂肪 / 3.1 克
膳食纤维 / 1.6 克

降压关键词　**B 族维生素、钙、磷、镁**

小米中所含的 B 族维生素、钙、磷、镁等营养成分能够抑制血管收缩，达到降低血压的目的，对血管也具有很好的保护作用。

降脂关键词　**维生素 E**

小米含有丰富的维生素，其中维生素 E 能够帮助血液中的胆固醇、甘油三酯等血脂成分的分解，起到降低血脂、保持血管畅通的作用。

降糖关键词　**多酚类物质、维生素 B1**

小米中富含多酚类物质，具有很好的抗氧化活性，可以抵抗自由基对组织细胞，尤其是胰岛β 细胞的损伤，对保护自身的胰岛素分泌功能很有益。小米中含维生素 B1，对糖尿病患者的手足和视觉神经均有保护作用。

排酸关键词　**膳食纤维、钾及镁**

小米中含有丰富的膳食纤维、钾及镁等营养素，能够有效改善酸性体质，降低血脂，促进尿酸排泄，且有助于缓解痛风症状及因紧张所引起的抑郁、压抑等情绪。

食用建议

小米宜与大豆或肉类食物混合食用，因为小米的氨基酸中缺乏赖氨酸，而大豆和肉类的氨基酸中富含赖氨酸，可补充小米的营养不足。

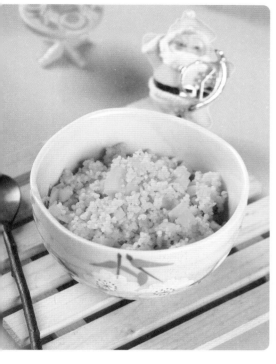
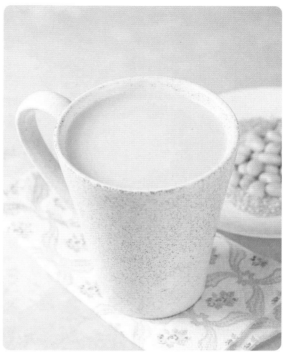

小米蒸红薯

材料：

小米80克，红薯100克

做法：

1. 红薯去皮切小块。

2. 小米和红薯放入碗中，加适量水，放入蒸锅中蒸熟，取出即可。

玉米小米豆浆

材料：

玉米碎8克，小米10克，水发黄豆40克

做法：

1. 将小米、玉米碎倒入碗中，放入已浸泡8小时的黄豆，注入适量清水，搓洗干净，倒入滤网，沥干水分。

2. 将洗净的食材倒入豆浆机中，注入适量清水，至水位线即可，盖上豆浆机，开始打浆。

3. 待豆浆机运转约20分钟，即成豆浆，把煮好的豆浆倒入滤网，滤取豆浆即可。

黑米

黑米是稻米中的珍贵品种。黑米外表墨黑，营养丰富，有"黑珍珠"和"世界米中之王"的美誉。

DATA

适用量：每日 50 克左右
嘌呤含量：中

降压能力 ★★★　　　降脂能力 ★★★
降糖能力 ★★★★　　排酸能力 ★★★★

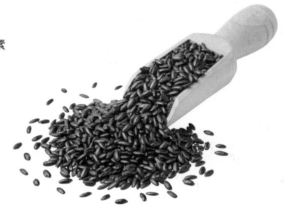

营养表　每 100 克所含基础营养素

总热量 / 333 千卡
碳水化合物 / 72.2 克
蛋白质 / 9.4 克
脂肪 / 2.5 克
膳食纤维 / 3.9 克

降压关键词　钾、镁

黑米中的钾、镁等矿物质有利于控制血压、减少患心脑血管疾病的风险，心血管疾病患者可以把食用黑米作为膳食调养的一部分。

降脂关键词　不饱和脂肪酸

黑米中富含不饱和脂肪酸，其中主要是油酸和亚油酸，它们能够有效地分解血液中胆固醇等血脂成分，降低血脂，具有预防中风和血管疾病等保健效果。

降糖关键词　类黄酮、花色苷、膳食纤维

黑米的麸皮部分含有类黄酮及花色苷等物质，具有很强的抗氧化活性，对于保护胰岛β细胞和胰岛素受体、维持组织细胞对胰岛素的敏感性有益。黑米含有丰富的膳食纤维，可预防餐后血糖急剧上升，维持血糖平衡，改善糖尿病患者的病情。

排酸关键词　花青素类色素、维生素 C

黑米含有花青素类色素、维生素 C、膳食纤维、钾、镁等营养素，有助于尿酸的排泄，可缓解痛风、关节炎引起的不适症状。

食用建议

黑米有一层坚韧的种皮，不容易煮烂，在烹煮前要先浸泡一段时间。

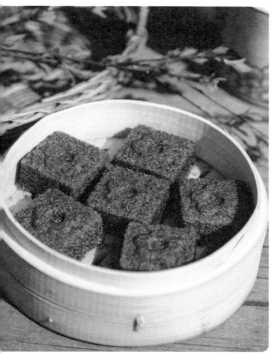
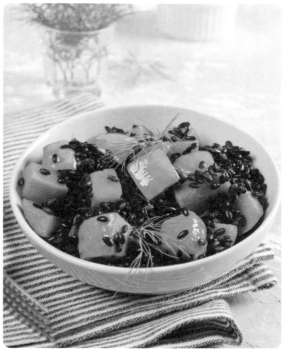

黑米糕

材料:

黑米粉100克, 糯米粉20克, 牛奶100毫升, 鸡蛋2个, 白糖35克, 玉米油10毫升

做法:

1. 蛋黄、蛋清分别放入两个容器, 把牛奶、玉米油、黑米粉、糯米粉放入蛋黄里, 搅匀。

2. 把蛋白搅拌至大泡沫出现, 放1/3白糖, 打至起泡; 再放1/3白糖, 打到泡沫很细腻; 放入剩下的白糖, 打发至硬, 倒入黑米糊里。

3. 把米糊倒入模具, 放入已烧开的蒸锅, 大火烧开后转中小火再蒸30分钟, 关火闷3~5分钟即可。

南瓜黑米饭

材料:

水发黑米150克, 南瓜200克

做法:

1. 砂锅置于火上, 倒入备好的黑米、南瓜, 注入适量清水拌匀。

2. 盖上盖, 用小火焖40分钟至食材熟透。

3. 关火后揭盖, 盛出焖煮好的南瓜黑米饭, 装入碗中即可。

蔬菜，就是打败"四高"的秘密武器

芹菜

芹菜属伞形科植物，有水芹、旱芹两种，功能相近，药用以旱芹为佳。旱芹香气较浓，又名"药芹"。

DATA

适用量：每日 50 克左右	降压能力 ★★★★　　降脂能力 ★★★★★
嘌呤含量：低	降糖能力 ★★★★　　排酸能力 ★★★★★

营养表 **每 100 克所含基础营养素**

总热量 / 11 千卡
碳水化合物 / 1.8 克
蛋白质 / 1.4 克
脂肪 / 0.2 克
膳食纤维 / 1.2 克

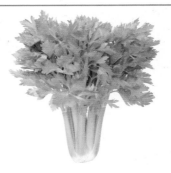

降压关键词 **维生素 P、生物碱**

芹菜中的维生素P可降低毛细血管的通透性、增加血管弹性、防止毛细血管破裂，起到降压的作用。芹菜中的生物碱等成分有镇静作用，有利于高血压患者安定情绪、消除烦躁。

降脂关键词 **膳食纤维**

芹菜中的膳食纤维可降低体内的血清胆固醇、甘油三酯和低密度脂蛋白胆固醇。芹菜中的锌元素可稳定体内胆固醇水平，可控制血脂。

降糖关键词 **膳食纤维**

芹菜中的水分、膳食纤维含量都很高，食用后有很好的饱腹感，既能减少主食的摄入量，又能减缓肠道对糖的吸收，降低餐后血糖的升高幅度，使糖尿病患者的血糖水平保持相对稳定。

排酸关键词 **维生素和矿物质**

芹菜富含维生素和矿物质，能够促进体内废物的排泄，能够净化血液，也有利于尿酸的排出。芹菜含嘌呤较少，非常适合痛风患者食用，尤其适用于痛风急性期的患者。

食用建议

烹饪时先将芹菜放入沸水中焯烫，焯水后马上过凉，除了可以使成菜颜色翠绿，还可以减少炒菜时间，减少油脂对蔬菜的"入侵"时间。

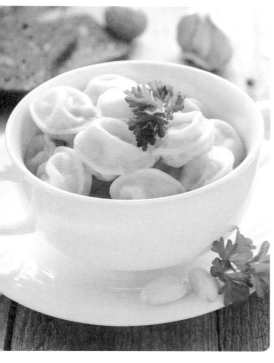
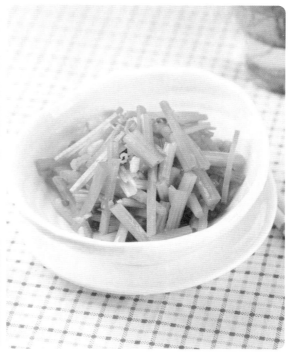

芹菜猪肉水饺

材料：

芹菜100克，肉末90克，饺子皮95克，姜末、葱花各少许，盐、五香粉、鸡粉各3克，生抽5毫升，食用油适量

做法：

1. 芹菜切碎，和姜末、葱花、肉末、五香粉、生抽、盐、鸡粉、食用油拌匀，制成馅料。

2. 往饺子皮中放入少许的馅料，将饺子皮对折，两边捏紧，制成饺子生坯。

3. 锅中注入清水烧开，倒入饺子生坯拌匀，防止其相互粘连，煮开后再煮3分钟，加盖，用大火煮2分钟，待饺子上浮后捞出盛盘即可。

凉拌嫩芹菜

材料：

芹菜80克，胡萝卜30克，蒜末、葱花、鸡粉各少许，盐3克，芝麻油5毫升，食用油适量

做法：

1. 把洗好的芹菜切成小段；胡萝卜切成丝。

2. 锅中注水烧开，放入食用油、盐，再下入胡萝卜、芹菜段，搅拌均匀，煮至断生，捞出沥干水分，放入碗中。

3. 加入盐、鸡粉、蒜末、葱花，再淋入少许芝麻油，搅拌约1分钟至食材入味即可。

白菜

白菜营养丰富，品质佳，耐贮存，特别是北方栽培量很大。白菜是市场上最常见的、最主要的蔬菜，因此有"菜中之王"的美称。

DATA

适用量：每日 150 克左右　　降脂能力 ★★★★★　　降糖能力 ★★★★
嘌呤含量：低　　　　　　　排酸能力 ★★★★

营养表　每100克所含基础营养素

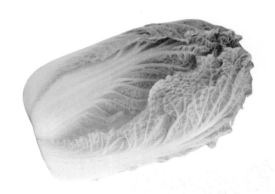

总热量 / 17 千卡
碳水化合物 / 3.2 克
蛋白质 / 1.5 克
脂肪 / 0.1 克
膳食纤维 / 0.8 克

降脂关键词　维生素C、果胶

白菜中富含的维生素C能够降低体内的血清胆固醇和甘油三酯，保持血管弹性，防止动脉硬化。白菜所含的果胶可帮助人体排出多余的胆固醇，控制体内胆固醇含量，保持血脂平衡。

降糖关键词　膳食纤维

白菜中富含水分和膳食纤维，能提供较强的饱腹感，从而减少糖尿病患者吃主食的量。膳食纤维还能够减缓小肠对糖的吸收，并促进肠道蠕动，从而减慢餐后血糖的上升速度。

排酸关键词　维生素、矿物质

白菜含有多种维生素及矿物质，膳食纤维含量丰富，是一种碱性食物，有助于碱化尿液，同时能促进沉积于组织内的尿酸盐溶解，防止形成尿酸性结石，促进尿酸排出，经常食用对防治痛风有一定辅助作用。

食用建议

白菜适合多数人食用，但是气虚胃寒、腹泻者慎食。

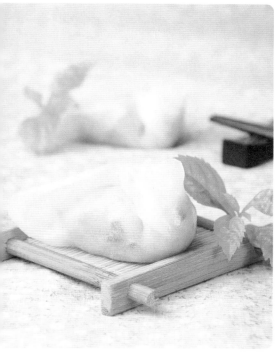
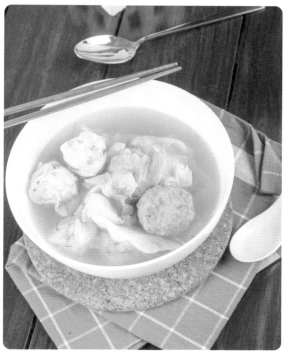

白菜猪肉水饺

材料:

白菜100克，肉末90克，饺子皮95克，姜末、葱花各少许，盐、五香粉、鸡粉各3克，生抽5毫升，食用油适量

做法:

1. 洗净的白菜切碎。

2. 将白菜碎、姜末、葱花、肉末、五香粉、生抽、盐、鸡粉、食用油拌匀入味，制成馅料。

2. 用手指蘸上少许清水，往饺子皮边缘涂抹一圈，往饺子皮中放上馅料，对折，两边捏紧，制成饺子生坯。

3. 锅中注水烧开，倒入饺子煮熟即可。

虾丸白菜汤

材料:

白菜120克，虾丸150克，盐、鸡粉各2克

做法:

1. 洗净的白菜切成小块。

2. 锅中注入适量清水烧开，倒入虾丸、白菜拌匀，用大火煮沸，直至煮熟。

3. 加入盐、鸡粉拌匀，煮至入味，关火后盛出煮好的汤料即可。

莴笋

莴笋原产于地中海沿岸，是春季和秋冬季的主要蔬菜之一。莴笋茎质脆嫩，水分多，味道鲜美，营养也非常丰富，是大众喜爱的价廉物美的食物。

DATA

适用量：每次约 60 克
嘌呤含量：低

降脂能力 ★★★★★　　降糖能力 ★★★★

排酸能力 ★★★★

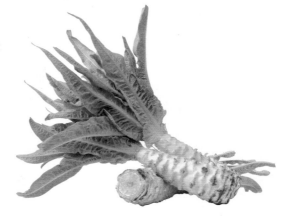

营养表 **每 100 克所含基础营养素**

总热量 / 14 千卡
碳水化合物 / 2.8 克
蛋白质 / 1 克
脂肪 / 0.1 克
膳食纤维 / 0.6 克

降脂关键词 **膳食纤维、维生素**

莴笋的脂肪含量很低，食用莴笋能够避免摄入大量的脂肪。莴笋中含有大量的膳食纤维和维生素，能够促进肠胃蠕动，延缓肠道对脂肪和胆固醇的吸收，是防治高血脂的理想食物。

降糖关键词 **膳食纤维、烟酸**

莴笋中的膳食纤维可延缓小肠对糖和脂类的吸收，有助于控制餐后血糖的升高幅度。莴笋中含有的烟酸可提高胰岛素受体的敏感性，也有助于改善糖代谢。

排酸关键词 **钾、烟酸**

莴笋富含钾元素，有利于体内水、电解质平衡，促进尿酸的排泄。莴笋还含有较多的烟酸，烟酸是胰岛素的激活剂，可起到降低血糖、尿糖等作用。常吃莴笋对痛风并发糖尿病有较好的食疗作用。

食用建议

脾胃虚寒、腹泻便溏、有眼疾的人慎食莴笋。烹调莴笋的时候盐要少放，否则味道不佳；焯莴笋时要注意时间和温度，时间过长、温度过高会使莴笋绵软，失去清脆口感。

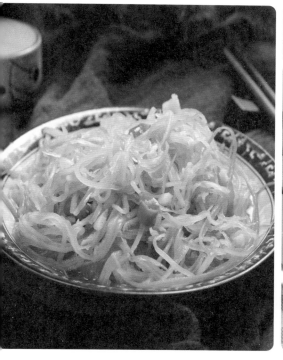
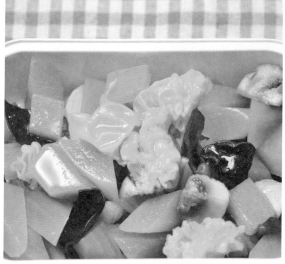

凉拌莴笋胡萝卜丝

材料：

莴笋80克，胡萝卜30克，蒜末、辣椒、鸡粉各少许，盐3克，芝麻油5毫升，食用油适量

做法：

1. 去皮洗净的胡萝卜、莴笋切成细丝。

2. 锅中注入适量清水，用大火烧开，放入食用油、1克盐，再下入胡萝卜丝、莴笋丝，煮约1分钟至全部食材断生，捞出放入碗中。

3. 加入2克盐、鸡粉，撒上备好的蒜末、辣椒，再淋入少许芝麻油，搅拌约1分钟至食材入味即可。

清炒时蔬

材料：

莴笋150克，水发木耳、银耳各30克，去皮胡萝卜70克，香菇40克，葱段、姜片各少许，盐2克，鸡粉2克，食用油适量

做法：

1. 洗净去皮的莴笋切滚刀块；木耳、银耳撕小朵；胡萝卜切片；香菇切丁。

2. 锅中注水烧开，倒入莴笋、木耳、银耳、香菇、胡萝卜拌匀，煮片刻至断生捞出。

3. 用油起锅，倒入姜片、葱段爆香，放入煮好的食材翻炒，加盐、鸡粉调味即可。

西蓝花

西蓝花原产意大利，以采集花蕾的嫩茎供食用，因其营养丰富、口感绝佳，营养成分位居同类蔬菜之首，被誉为"蔬菜皇冠"。

DATA

适用量：每日 150 克左右　　降压能力 ★ ★ ★　　　　降脂能力 ★ ★ ★ ★

嘌呤含量：中　　　　　　　降糖能力 ★ ★ ★ ★ ★　　排酸能力 ★ ★ ★ ★

营养表　每 100 克所含基础营养素

总热量 / 33 千卡

碳水化合物 / 2.7 克

蛋白质 / 4.1 克

脂肪 / 0.6 克

膳食纤维 / 1.6 克

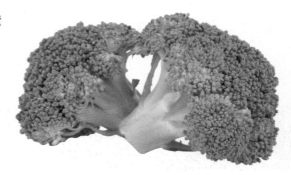

降压关键词　类黄酮

西蓝花中含有类黄酮成分，能够清理血管，减少胆固醇氧化，防止血小板凝结成块，对高血压和心脏病有一定的预防作用。

降脂关键词　植物固醇

西蓝花所含的植物固醇，其结构与胆固醇相似，能够在肠道中与胆固醇竞争吸收途径，可有效降低血液中的胆固醇水平，降低血脂。

降糖关键词　膳食纤维

西蓝花属于高膳食纤维的蔬菜，能有效降低肠道对葡萄糖的吸收，从而发挥降低餐后血糖的作用。西蓝花中含有的抗坏血酸成分，能增强肝脏的解毒能力，提高机体免疫力。

排酸关键词　钙、镁、钾

西蓝花含有丰富的钙、镁、钾等矿物质和膳食纤维，能有效地改变酸性体质，促进体内废物及尿酸排出体外，从而缓解痛风症状。

食用建议　

西蓝花烧煮和加盐的时间不宜过长，否则易丧失和破坏其防癌抗癌的营养成分。

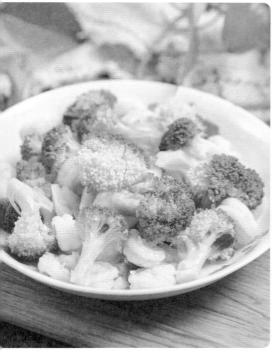

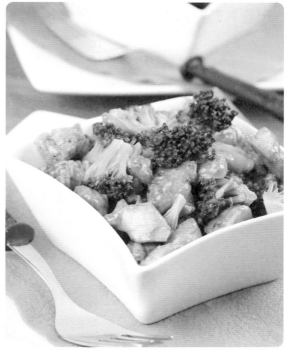

西蓝花炒虾仁

材料：

西蓝花150克，虾仁100克，姜片、蒜末各少许，盐3克，鸡粉2克，料酒4毫升，水淀粉适量，食用油适量

做法：

1. 西蓝花洗净，切小块，煮1分钟，捞出；虾仁加水淀粉、食用油腌渍约10分钟。

2. 用油起锅，放入姜片、蒜末爆香，倒入虾仁，淋料酒，翻炒至虾身弯曲、变色，再倒入西蓝花，快速炒至全部食材熟软。

3. 加入盐、鸡粉炒匀，倒入水淀粉勾芡，盛出即可。

鸡胸肉炒西蓝花

材料：

西蓝花150克，鸡胸肉200克，蒜片少许，盐、白糖各2克，胡椒粉3克，生抽、水淀粉各5毫升，料酒10毫升，食用油适量

做法：

1. 洗净的西蓝花切小块，鸡胸肉切块，装碗，加入盐、料酒、水淀粉、食用油腌渍。

2. 用油起锅，倒入鸡肉翻炒约2分钟至转色，盛出装盘。

3. 另起锅注油，倒入西蓝花、蒜片，炒香，加入料酒，炒匀，倒入鸡肉，加入胡椒粉、生抽、白糖，炒匀至入味，盛出即可。

冬瓜

冬瓜产于夏季，之所以被称为冬瓜，是因为成熟的冬瓜表皮上会有一层白色的像冬天结霜一样的粉末。冬瓜肉质清凉，不含脂肪，碳水化合物含量少。

DATA

适用量：每次 50 克左右	降压能力 ★★★★★　　降脂能力 ★★★★★
嘌呤含量：低	降糖能力 ★★★★★　　排酸能力 ★★★★★

营养表　**每 100 克所含基础营养素**

总热量 / 11 千卡
碳水化合物 / 1.9 克
蛋白质 / 0.4 克
脂肪 / 0.2 克
膳食纤维 / 0.7 克

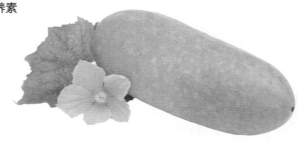

降压关键词　**丙醇二酸**

冬瓜中含有的丙醇二酸对预防血液黏稠及由此导致的血压升高有帮助。冬瓜有利尿消肿、促进钠排泄的功能，对水盐代谢异常导致的高血压有一定的辅助治疗效果。

降脂关键词　**促进脂质代谢**

冬瓜可以促进脂质代谢，降低低密度脂蛋白含量，减轻高血脂对血管的损伤，保持血管弹性。

降糖关键词　**膳食纤维**

冬瓜中的可溶性膳食纤维比较丰富，可以降低主食中的碳水化合物在肠道中消化、吸收的速度，减少脂肪的吸收，并能加速代谢废物的排出，对稳定糖尿病患者餐后血糖有很好的效果。

排酸关键词　**钾**

冬瓜是名副其实的高钾低钠食品，嘌呤含量微乎其微，能利小便、利湿祛风，促进尿酸排泄，从而预防关节疼痛。冬瓜本身几乎不含脂肪，热量低，肥胖的痛风患者可以长期食用，减肥的同时也可缓解关节疼痛的痛苦，对痛风患者有益。

食用建议

冬瓜性寒，脾胃虚弱、肾脏虚寒、久病滑泄、阳虚肢冷患者不宜食用。

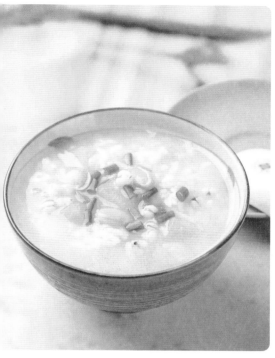
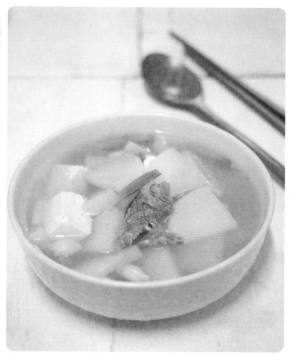

扁豆薏米冬瓜粥

材料：

水发大米200克，水发白扁豆80克，水发薏米100克，冬瓜50克，葱花少许，盐2克，鸡粉3克

做法：

1. 洗净去皮的冬瓜切成小块。

2. 砂锅中注入适量清水，倒入备好的扁豆、薏米、大米，盖上盖，用大火煮开后转小火煮1小时至食材熟透，揭盖，放入冬瓜，盖上盖，续煮15分钟。

3. 揭盖，放入盐、鸡粉，拌匀调味，关火后盛出煮好的粥，装入碗中，撒上葱花即可。

冬瓜肉片汤

材料：

肉片95克，冬瓜片200克，葱段少许，盐、鸡粉各2克，胡椒粉3克，料酒5毫升，食用油适量

做法：

1. 锅置于火上，注入适量食用油，放入葱段爆香，倒入肉片，淋入料酒，炒香，注入适量清水，放入冬瓜片。

2. 加盖，煮约5分钟至沸腾，加入盐、鸡粉、胡椒粉拌匀，煮约2分钟至沸腾。

3. 关火后盛出煮好的汤，装入碗中即可。

黄瓜

黄瓜是西汉时期从西域引进我国的，所以又名胡瓜；因其表皮带刺，也称为刺瓜。黄瓜清甜爽脆，既可当水果吃，又可入菜，还有很好的美容功效。

DATA		
适用量：每日 100 克左右	降压能力 ★★★★	降脂能力 ★★★★★
嘌呤含量：低	降糖能力 ★★★★★	排酸能力 ★★★★★

营养表 **每 100 克所含基础营养素**

总热量 / 15 千卡
碳水化合物 / 2.9 克
蛋白质 / 0.8 克
脂肪 / 0.2 克
膳食纤维 / 0.5 克

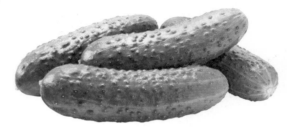

降压关键词 **芦丁、烟酸**

黄瓜中的芦丁可减少血管脆性，降低血管通透性，促进血液循环，有保护心血管、降压的作用。黄瓜含有的烟酸可促进末梢血管扩张，并降低血液中的胆固醇。

降脂关键词 **丙醇二酸、膳食纤维**

黄瓜含有丙醇二酸，可抑制糖类转化为脂肪。黄瓜中含有丰富的膳食纤维，可降低血液中胆固醇的含量。

降糖关键词 **减缓餐后血糖的升高速度**

黄瓜的含水量很高，食用后容易让人产生饱腹感，有助于减少主食的摄入量，并稀释胃内容物，减缓餐后血糖的升高速度，稳定血糖。

排酸关键词 **维生素 C、钾**

黄瓜是一种碱性食物，嘌呤含量较低，并含有丰富的维生素C、钾及大量的水分，有利于尿酸的排出，对防治痛风并发肾病非常有利。

食用建议

黄瓜适合在夏天酷暑或发热时食用，尤其适宜肥胖、高血脂、糖尿病、水肿、癌症等患者食用。因黄瓜性凉，胃寒患者食之易致腹痛泄泻，要慎食。

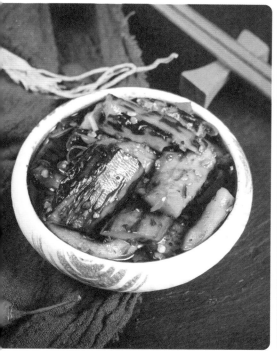
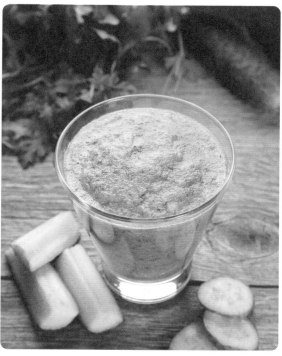

凉拌拍黄瓜

材料：

黄瓜200克，盐3克，白糖10克，蚝油15克，陈醋15毫升，蒜蓉辣酱10克，芝麻油适量

做法：

1. 洗净的黄瓜用刀面拍松，将黄瓜切成条，再切成块，装入盘中，放入盐、芝麻油、白糖，再放入蚝油、陈醋，加入蒜蓉辣酱，搅拌均匀。

2. 用保鲜膜将黄瓜封好，放入冰箱冷藏15~20分钟后取出。

3. 去除保鲜膜，即可食用。

黄瓜芹菜蜂蜜汁

材料：

黄瓜30克，芹菜50克，蜂蜜适量

做法：

1. 将黄瓜洗净，去皮切块；芹菜洗净，切段。

2. 将材料放入榨汁机中，加入适量冷开水榨成汁。

3. 最后加入适量蜂蜜，调匀即可。

苦瓜

苦瓜原产于印度东部，大约在明代初传入我国南方。苦瓜虽苦，却不会把苦味传给其他菜，因此又有"君子菜"的雅称，营养价值和药用价值都很高。

DATA		
适用量：每次 80 克左右	降压能力 ★★★★	降脂能力 ★★★★★
嘌呤含量：低	降糖能力 ★★★★★	排酸能力 ★★★★★

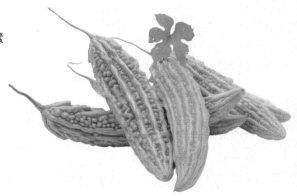

营养表 **每 100 克所含基础营养素**

总热量 / 19 千卡
碳水化合物 / 4.9 克
蛋白质 / 1 克
脂肪 / 0.1 克
膳食纤维 / 1.4 克

降压关键词 **钾**

苦瓜性寒味苦，有清热解毒、清心消暑、明目降压等功效。苦瓜中含有丰富的钾，对于保护心脑血管、稳定血压有益。

降脂关键词 **苦瓜素、膳食纤维、果胶**

苦瓜中的苦瓜素被誉为"脂肪杀手"，能减少体内脂肪，控制高血脂患者体重。苦瓜中的膳食纤维和果胶可加速胆固醇在肠道内的代谢，降低胆固醇含量，从而达到降低血脂的目的。

降糖关键词 **生物碱、多肽物质**

苦瓜中的生物碱和多肽物质可以抑制小肠对葡萄糖的吸收，加强肌肉等组织对葡萄糖的利用、加速糖代谢，促进胰岛素的分泌，稳定血糖。

排酸关键词 **钾元素、维生素 C**

苦瓜含有丰富的钾元素及维生素C，有"植物胰岛素"之称，属于低热量、低脂肪、低嘌呤的碱性食物。苦瓜中还含有一种类似胰岛素的物质，有降糖、降脂的作用，对痛风并发糖尿病有辅助治疗的作用。

食用建议

夏季可将苦瓜作为消暑止渴的果品食用，可预防中暑；苦瓜对疮疖、目赤、咽喉痛、急性痢疾患者具有很好的食疗作用。

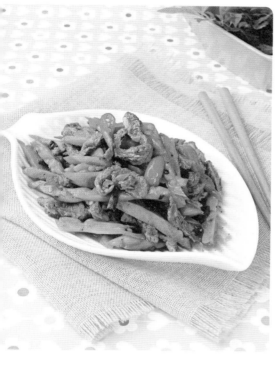
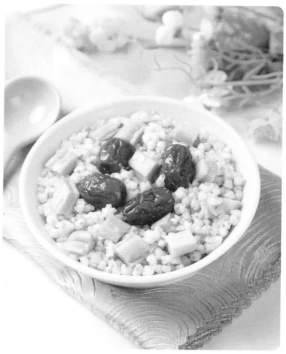

苦瓜牛柳

材料：

牛肉80克，苦瓜120克，姜片、蒜片、葱段各少许，朝天椒20克，豆豉40克，盐、鸡粉、胡椒粉各2克，食用油适量

做法：

1. 洗净的朝天椒斜刀切圈；苦瓜去籽切条；牛肉切条，放盐、鸡粉、胡椒粉腌渍10分钟。

2. 热锅注油烧热，倒入牛肉炒熟，捞出；倒入葱段、姜片、蒜片、朝天椒、豆豉爆香，倒入苦瓜条炒熟，倒入牛肉炒匀，撒上盐、鸡粉，拌匀调味。

3. 盛出炒好的菜肴即可。

苦瓜荞麦饭

材料：

水发荞麦100克，苦瓜120克，红枣20克

做法：

1. 砂锅中注水烧开，倒入苦瓜焯煮30秒，捞出备用。

2. 取一个蒸碗，分层次放入荞麦、苦瓜、红枣，铺平，倒入适量清水，使水没过食材约1厘米的高度。

3. 蒸锅中注水烧开，放入蒸碗，中火炖40分钟至食材熟软，取出蒸碗，冷却后即可食用。

茄子

茄子是为数不多的紫色蔬菜之一，原产印度，在我国各地普遍栽培。茄子的颜色不止有紫色，还有黑色、淡绿色、白色，形状上也有圆形、椭圆形等。

DATA		
适用量：每日 80 克	降压能力 ★★★★	降脂能力 ★★★★
嘌呤含量：低	降糖能力 ★★★★	排酸能力 ★★★★

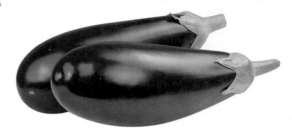

营养表 每 100 克所含基础营养素

总热量 / 23 千卡
碳水化合物 / 4.9 克
蛋白质 / 1.1 克
脂肪 / 0.2 克
膳食纤维 / 1.4 克

降压关键词 维生素 P

茄子富含维生素P，能降低血液中的胆固醇含量，软化微细血管，预防动脉粥样硬化、保护心脏，对高血压、动脉粥样硬化和坏血症有一定的防治作用。

降脂关键词 皂角、维生素 P

茄子中的皂角成分可降低血液中的胆固醇，控制血脂水平。而茄子中的维生素P不仅可以保持血管壁的弹性，也可降低血脂。

降糖关键词 维生素 P、维生素 C

茄子含有丰富的维生素P，可以协同维生素C，起到保持毛细血管弹性的作用，对微血管具有很好的保护作用，能提高微血管对疾病的抵抗力，减少高血糖对微血管的损伤。

排酸关键词 钾、维生素 C

茄子是一种碱性食物，几乎不含嘌呤，而且茄子也有一定的利尿作用，痛风患者经常吃茄子还能达到利尿排酸的效果。

食用建议

茄子性凉，体弱胃寒的人不宜多吃。加热后食用最好。

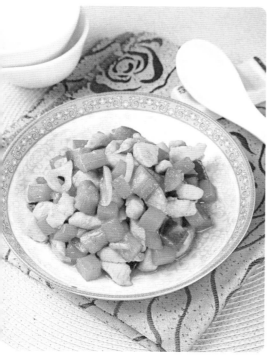
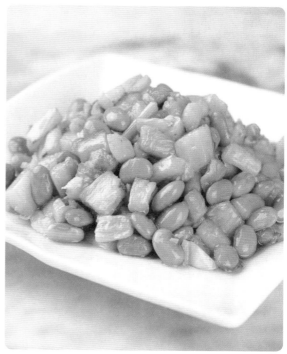

胡萝卜鸡肉茄丁

材料：

茄子100克，鸡胸肉200克，胡萝卜95克，蒜片、葱段各少许，盐2克，白糖2克，生抽5毫升，食用油适量

做法：

1. 洗净的茄子、胡萝卜切丁；鸡胸肉切丁，装碗，加生抽、食用油腌渍。

2. 用油起锅，倒入鸡肉翻炒至转色，盛出。

3. 另起锅注油，倒入胡萝卜炒匀，放葱段、蒜片炒香，倒入茄子炒熟，加少许清水、盐，用大火焖5分钟至食材熟软，揭盖，倒入鸡肉，加入生抽、白糖炒至入味即可。

青豆烧茄子

材料：

青豆200克，茄子200克，蒜末、葱段各少许，盐3克，鸡粉2克，生抽6毫升，水淀粉、食用油各适量

做法：

1. 洗净的茄子切成小丁。

2. 热锅注油，烧至五成热，倒入茄子丁翻炒，捞出待用。

3. 锅底留油，放入蒜末、葱段爆香，倒入青豆、茄子，快速炒匀，加入少许盐、鸡粉、生抽，翻炒至食材熟软，再倒入适量水淀粉，用大火翻炒匀，至食材熟透即可。

西红柿

西红柿原产于南美洲，大约在明代传入我国，以鲜嫩多汁的肉质浆果供食，生熟皆能食用，味微酸而适口，深受大家喜爱。

DATA

适用量：每日 2~3 个
嘌呤含量：低

降压能力 ★★★★
降脂能力 ★★★★
降糖能力 ★★★★★
排酸能力 ★★★★★

营养表　每 100 克所含基础营养素

总热量 / 19 千卡
碳水化合物 / 4 克
蛋白质 / 0.9 克
脂肪 / 0.2 克
膳食纤维 / 0.5 克

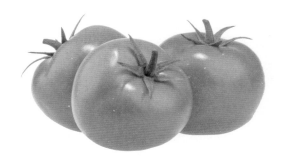

降压关键词　芦丁、钾、烟酸

西红柿中的芦丁可有效保护血管，预防高血压。西红柿还含有钾元素，可帮助排出体内多余的钠。西红柿中的烟酸可促进红细胞形成，保持血管壁弹性，预防高血压。

降脂关键词　番茄红素、苹果酸、柠檬酸

西红柿中的番茄红素可清除自由基，防止低密度脂蛋白受到氧化，还能降低血浆中的胆固醇浓度，并防止低密度脂蛋白氧化后粘连在血管壁上。西红柿所含的苹果酸和柠檬酸有助于脂肪代谢。

降糖关键词　番茄红素

西红柿中含有的番茄红素具有很强的抗氧化作用，能激活、修复受损衰老的胰岛 β 细胞，提高胰岛素受体的敏感性，安全降糖。

排酸关键词　维生素 A、B 族维生素

西红柿富含维生素A、B族维生素、维生素C及钙、镁、钾等矿物质，有利尿、降血压、促进尿酸排泄的作用，还可有效降低体内胆固醇含量，预防动脉粥样硬化和冠心病，对痛风并发糖尿病、高血压有一定的辅助治疗作用。

食用建议

急性肠炎、菌痢及溃疡活动期病人不宜食用。

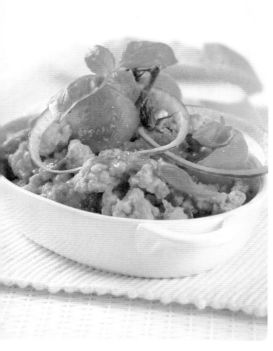

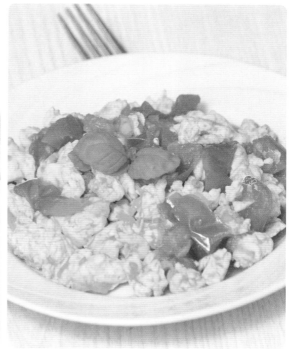

西红柿肉末

材料:

西红柿100克,猪瘦肉200克,洋葱40克,蒜末、葱段、番茄酱各少许,盐4克,鸡粉2克,水淀粉8毫升,料酒10毫升

做法:

1. 洗好的西红柿切成小块;洋葱切圈;猪瘦肉剁成末,加盐、鸡粉、水淀粉拌匀腌渍。
2. 用油起锅,倒入肉末炒至变色,放入蒜末、葱段、西红柿,炒出香味,淋入料酒炒匀。
3. 加入适量盐、鸡粉、番茄酱,炒匀调味,倒入水淀粉,快速翻炒均匀,关火后盛出,放上洋葱圈即可。

西红柿炒蛋

材料:

西红柿130克,鸡蛋3个,小葱20克,大蒜10克,食用油适量,盐3克

做法:

1. 大蒜切片;洗净的小葱切末;洗净的西红柿切成滚刀块;鸡蛋打入碗内,打散。
2. 热锅注油烧热,倒入鸡蛋液,炒熟盛入盘中待用。
3. 锅底留油,倒入蒜片爆香,倒入西红柿块,炒出汁,倒入鸡蛋块炒匀,加盐,迅速翻炒入味,关火后,将炒好的食材盛入盘中,撒上葱花即可。

白萝卜

白萝卜原产我国，栽培食用历史悠久，营养丰富，有很好的食用和食疗价值，有"冬吃萝卜夏吃姜，一年四季保安康"的说法。

DATA

适用量：每日 50~100 克	降压能力 ★★★★ 降脂能力 ★★★★
嘌呤含量：低	降糖能力 ★★★★ 排酸能力 ★★★★

营养表 **每 100 克所含基础营养素**

总热量 / 21 千卡
碳水化合物 / 5 克
蛋白质 / 0.9 克
脂肪 / 0.1 克
膳食纤维 / 1 克

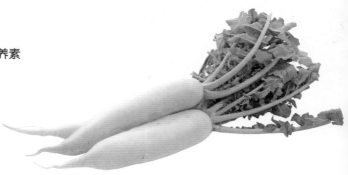

降压关键词 **维生素、植物化学物质**

白萝卜中含有的维生素和植物化学物质可以防止自由基侵害体内动脉血管细胞，有助于保护血管弹性、稳定血压。

降脂关键词 **芥子油、维生素、磷**

白萝卜中所含的芥子油可促进胃肠蠕动，有助于胆固醇随体内废物排出。白萝卜中的维生素和磷等营养成分可预防动脉硬化等病症。

降糖关键词 **膳食纤维**

白萝卜富含膳食纤维，吃后容易产生饱胀感，还可以延缓食物的消化吸收，从而有助于降低餐后血糖。白萝卜不仅能促进胃肠蠕动，有助排便，还能减少肠道对糖类的吸收，预防血糖的升高。

排酸关键词 **锌、钙**

白萝卜不但是碱性食物，而且热量低，嘌呤含量也低，富含钾元素、维生素及水分，所含的锌、钙元素都具有稳定血糖、防治骨质疏松的作用。经常食用白萝卜，有辅助治疗痛风并发糖尿病、肥胖症、高血压等作用。

食用建议

白萝卜为寒凉蔬菜，阴盛偏寒体质者、脾胃虚寒者不宜多吃。

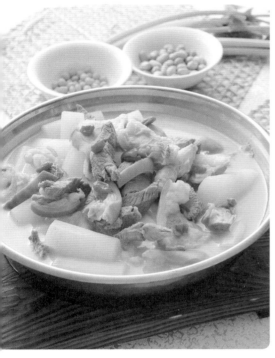
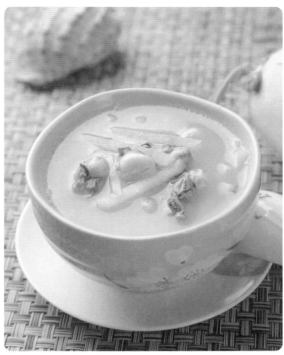

白萝卜炖牛腩

材料：

牛肉300克，白萝卜100克，高汤800毫升，姜片、葱段、黄油各少许

做法：

1. 洗净的牛肉切条，白萝卜切成条。

2. 煎锅置于火上，倒入黄油拌匀，倒入姜片、葱段炒香，倒入牛肉炒匀至其变色。

3. 放入备好的白萝卜，炒至变软，倒入高汤，搅拌均匀，用中火煮约40分钟至食材入味。

4. 关火后盛出即可。

白萝卜牡蛎汤

材料：

白萝卜丝30克，牡蛎肉40克，姜片、葱花各少许，料酒10毫升，盐、鸡粉各2克，芝麻油、胡椒粉、食用油各适量

做法：

1. 锅中注入适量清水烧开，倒入白萝卜丝、姜丝，放入牡蛎肉，搅拌均匀，淋入少许的食用油、料酒，搅匀，盖上锅盖，焖煮5分钟至食材煮透。

2. 揭开锅盖，淋入芝麻油，加入胡椒粉、鸡粉、盐，搅拌片刻，使食材入味。

3. 将煮好的汤盛出，撒上葱花即可。

胡萝卜

胡萝卜为伞形科，原产地中海沿岸，秋冬季节上市。胡萝卜颜色可人，口感微甜、脆嫩，胡萝卜素含量非常丰富。

DATA

适用量：每日 60 克左右
嘌呤含量：低

降压能力 ★★★★　　降脂能力 ★★★★
降糖能力 ★★★★　　排酸能力 ★★★★

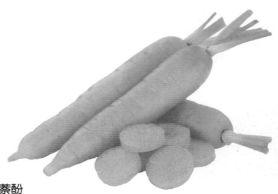

营养表　每 100 克所含基础营养素

总热量 / 32 千卡
碳水化合物 / 8.1 克
蛋白质 / 1 克
脂肪 / 0.2 克
膳食纤维 / 1.1 克

降压关键词　琥珀酸钾、槲皮素、山萘酚

胡萝卜所含的琥珀酸钾有助于防止血管硬化，降低胆固醇，对防治高血压有一定效果。胡萝卜中的槲皮素、山萘酚可增加冠状动脉血流量，有降压、强心功效。

降脂关键词　膳食纤维

胡萝卜中的膳食纤维有助于食物消化和肠道内多余脂肪的排出。胡萝卜的 β 胡萝卜素在体内转变成维生素A，可提高高血压、高血脂患者的机体免疫功能。

降糖关键词　胡萝卜素

胡萝卜含有丰富的胡萝卜素，能有效对抗人体内的自由基，经常食用具有降血糖、降血压、强心等功效。

排酸关键词　琥珀酸钾

胡萝卜含有琥珀酸钾、丰富的胡萝卜素、膳食纤维等营养成分，能降低血脂、血糖，促进尿酸排泄，对防治痛风并发糖尿病、高血压有一定的辅助效果。

食用建议　

由于胡萝卜素和维生素A是脂溶性物质，所以同食食物中要有脂类食物，以利于吸收。

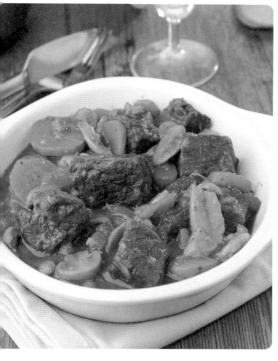
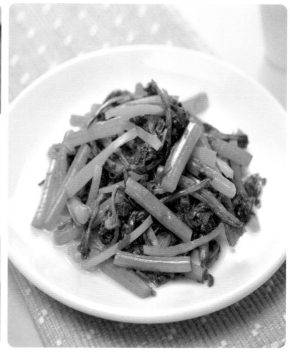

胡萝卜烩牛肉

材料:

牛肉135克,胡萝卜180克,口蘑100克,植物油5毫升,姜片、蒜末、葱段各少许,盐3克,生抽4毫升,水淀粉适量

做法:

1. 胡萝卜、口蘑切片;牛肉洗净切块,放生抽、盐、水淀粉、植物油腌渍约10分钟。

2. 油锅烧至四成热,倒入牛肉炒至变色后捞出;用油起锅,放入姜片、蒜末、葱段爆香,倒入胡萝卜、口蘑翻炒。

3. 注入适量清水,翻炒至食材熟软,放入牛肉,煮30分钟,加生抽、盐调味即成。

茼蒿胡萝卜

材料:

胡萝卜150克,茼蒿200克,姜丝少许,盐2克,鸡粉2克,水淀粉4毫升,食用油适量

做法:

1. 将洗净的茼蒿切段,胡萝卜切丝。

2. 锅中加入少许食用油烧热,倒入姜丝爆香,倒入胡萝卜、茼蒿,翻炒片刻,炒至熟软。

3. 加入少许盐、鸡粉,炒匀调味,淋入适量水淀粉,快速翻炒均匀。

4. 关火后将锅中的食材盛出,装入盘中即可。

洋葱

洋葱原产中亚和地中海沿岸，近百年来传入我国，营养价值很高，在国外被誉为"菜中皇后"，是一种集营养、医疗和保健于一身的养生蔬菜。

DATA

适用量：每日 50 克左右	降压能力 ★★★★★　降脂能力 ★★★★
嘌呤含量：低	降糖能力 ★★★★

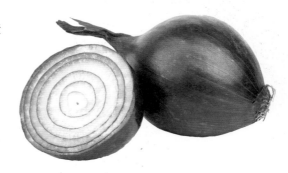

营养表 每 100 克所含基础营养素

总热量 / 39 千卡
碳水化合物 / 9 克
蛋白质 / 1.1 克
脂肪 / 0.2 克
膳食纤维 / 0.9 克

降压关键词 前列腺素

洋葱中所含的前列腺素是一种较强的血管扩张剂，能减少外周血管和心脏冠状动脉的阻力，对抗人体内儿茶酚胺等物质的升压作用，又可以促进钠盐排泄，使血压下降。

降脂关键词 三烯丙基二硫化物、硫氨基酸

洋葱几乎不含脂肪，而且其含有的三烯丙基二硫化物及硫氨基酸有良好的降血脂作用。高血脂患者经常吃洋葱，体内的胆固醇、甘油三酯和脂蛋白水平均会明显下降。

降糖关键词 槲皮素

洋葱里含有一种抗糖尿病的槲皮素，其作用类似常用的口服降血糖剂甲苯磺丁脲，具有刺激胰岛素合成及释放的作用，但不会导致低血糖的发生。

食用建议

痛风患者在急性关节炎发作期尽量不要吃洋葱，因为洋葱属于辛辣刺激性的食物，有可能加重关节炎的病情，诱发痛风的发作。

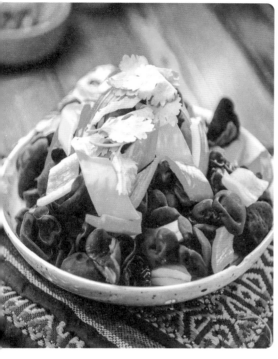
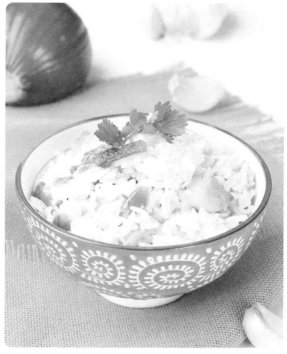

洋葱拌木耳

材料：

水发木耳100克，洋葱80克，青椒、红椒、香菜、姜末、蒜末各少许，盐2克，鸡粉1克，香醋4毫升，芝麻油3毫升

做法：

1. 洗好的木耳、洋葱、青椒、红椒切小块；香菜切段。

2. 锅中注入清水，加入盐、食用油，烧开，倒入木耳拌匀，汆煮一会儿至断生，捞出。

3. 木耳装入碗中，加入洋葱、青椒、红椒、姜末、蒜末、盐、鸡粉、香醋、芝麻油，拌匀至入味，装入盘中，撒上香菜即可。

洋葱烤饭

材料：

水发大米180克，洋葱70克，蒜头30克，盐少许，食用油适量

做法：

1. 将洗净的洋葱切小块；蒜头对半切开。

2. 用油起锅，倒入蒜头爆香，放入洋葱块，大火快炒至变软，倒入大米炒匀，盛出装在烤盘中，加入清水，撒上盐，搅匀。

3. 推入预热的烤箱中，关好箱门，调上火温度为180℃，选择"双管发热"功能，再调下火温度为180℃，烤约30分钟，取出烤盘，稍微冷却后盛入碗中即可。

莲藕

莲藕微甜而脆嫩，根、叶、花、果实都可滋补入药。果肉可生食，也可做菜，药用价值相当高。

DATA

适用量：每日 100 克左右
嘌呤含量：低

降压能力 ★ ★ ★ ★
排酸能力 ★ ★ ★ ★
降脂能力 ★ ★ ★ ★

营养表 每100克所含基础营养素

总热量 / 70 千卡
碳水化合物 / 16.4 克
蛋白质 / 1.9 克
脂肪 / 0.2 克
膳食纤维 / 1.2 克

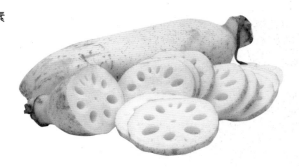

降压关键词 **黏液蛋白、膳食纤维**

莲藕中的黏液蛋白和膳食纤维可与体内的胆酸盐、胆固醇以及甘油三酯结合，促使其随粪便排出，从而起到降低血压的作用。

降脂关键词 **膳食纤维**

莲藕中的膳食纤维不仅可吸附胆酸和胆固醇等物质，也可将肠道内多余脂肪排出体外，从而控制血脂水平。

排酸关键词 **膳食纤维及钾**

莲藕富含膳食纤维及钾元素，能润肠通便，减

少肠道对胆固醇的吸收；还有很好的利尿作用，能促进钠和尿酸盐的排出；对预防痛风并发糖尿病、高血压以及高血脂有一定作用。

食用建议

莲藕是适合产妇食用的滋补食品，但是性凉，产妇不宜过早食用。莲藕可生食、烹食、捣汁饮，或晒干磨粉煮粥。煮藕时忌用铁器，以免引起食物发黑。

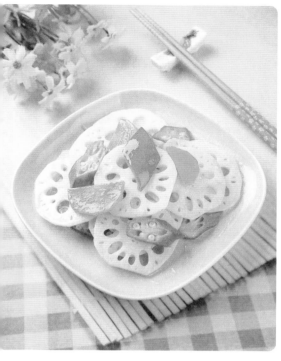
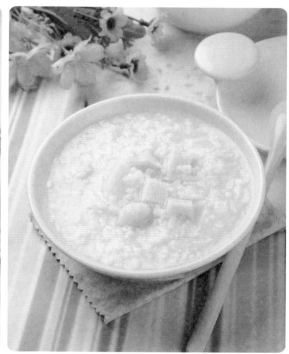

莲藕炒秋葵

材料：

去皮莲藕250克，胡萝卜150克，秋葵50克，红彩椒10克，盐2克，鸡粉1克，食用油5毫升

做法：

1. 洗净的胡萝卜、莲藕、红彩椒、秋葵切片。

2. 锅中注水烧开，加入油、盐，拌匀，倒入胡萝卜、莲藕、红彩椒、秋葵，拌匀，焯煮至食材断生，捞出待用。

3. 用油起锅，倒入焯好的食材，翻炒均匀，加入盐、鸡粉，炒匀入味。

4. 关火后盛出菜肴，装盘即可。

菱角莲藕粥

材料：

水发大米130克，莲藕70克，菱角肉85克，马蹄肉40克

做法：

1. 将洗净的菱角肉、马蹄肉切小块；去皮洗净的莲藕切成丁。

2. 锅中注水烧开，倒入大米，放入莲藕、菱角肉、马蹄肉搅拌均匀，均匀散开，盖上盖，烧开后转小火煮约40分钟。

3. 关火后盛出即可。

山药

山药营养丰富，食用、药用价值都很高，自古以来就被视为物美价廉的补虚佳品，既可做主粮，又可做蔬菜，还可以制成糖葫芦之类的小吃。

DATA		
适用量：每日 60 克左右	降脂能力 ★ ★ ★ ★	降糖能力 ★ ★ ★ ★ ★
嘌呤含量：低	排酸能力 ★ ★ ★ ★	

营养表 **每 100 克所含基础营养素**

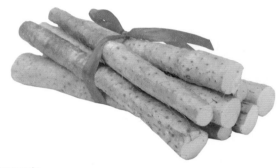

总热量 / 56 千卡
碳水化合物 / 12.4 克
蛋白质 / 1.9 克
脂肪 / 0.2 克
膳食纤维 / 0.8 克

降脂关键词 **黏液蛋白、维生素、微量元素**

山药富含黏液蛋白、维生素及微量元素，可有效阻止血脂在血管壁的沉积，保持血管弹性，防止高血脂、动脉硬化等疾病。

降糖关键词 **多糖、甘露聚糖**

山药中的多糖成分能抑制淀粉酶的功能，阻碍食物中碳水化合物的消化，减少小肠对糖的吸收，从而降低餐后血糖。山药中的甘露聚糖具有改善糖代谢、提高胰岛素敏感性的功用，对糖尿病也有辅助疗效。

排酸关键词 **黏蛋白**

山药含有丰富的钾元素及维生素，能够增强体质，促进尿酸的排泄。山药所含脂肪较少，几乎为零；且山药中的黏液蛋白能预防心血管系统的脂肪沉积，防止动脉硬化，经常食用可缓解痛风症状和预防心血管疾病。

食用建议

山药有收涩的作用，故大便燥结者不宜食用。山药不要生吃，因为生的山药里有一定的毒素。新鲜山药切开时会有黏液，极易滑刀伤手，可以先用清水加少许醋清洗，这样可减少黏液。

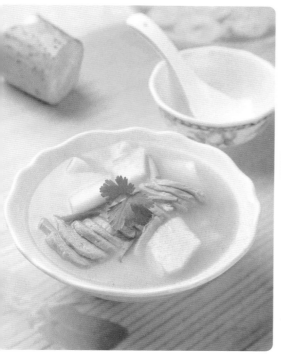
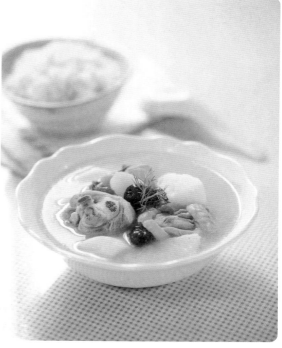

山药羊肉汤

材料：

羊肉300克，山药块250克，葱段、姜片、盐各少许

做法：

1. 锅中注水烧开，倒入洗净的羊肉块拌匀，煮约2分钟后捞出过冷水，装盘备用。

2. 锅中注水烧开，倒入山药块、葱段、姜片、羊肉、盐拌匀，用大火烧开后转至小火炖煮约40分钟。

3. 揭开盖，捞出煮好的羊肉切块，装入碗中，浇上锅中煮好的汤水即可。

山药红枣鸡汤

材料：

鸡肉400克，山药230克，红枣、枸杞、姜片各少许，盐3克，鸡粉2克，料酒4毫升

做法：

1. 洗净去皮的山药切滚刀块；洗好的鸡肉切块，氽水后捞出备用。

2. 砂锅中注水烧开，倒入鸡肉块、红枣、姜片、枸杞，淋入料酒，盖上盖，用小火煮约40分钟。

3. 揭开盖，加入少许盐、鸡粉搅拌均匀，略煮片刻即可。

木耳

木耳是一种营养丰富的保健食品。大家经常食用的木耳主要有两种：一种是毛木耳（通称野木耳），另一种是光木耳。

DATA

适用量：每日 15 克（干）　　降压能力 ★★★★　　降脂能力 ★★★★★

嘌呤含量：中　　　　　　　　降糖能力 ★★★★　　排酸能力 ★★★

营养表　　每 100 克所含基础营养素

总热量 / 21 千卡
碳水化合物 / 6 克
蛋白质 / 1.5 克
脂肪 / 0.2 克
膳食纤维 / 2.6 克

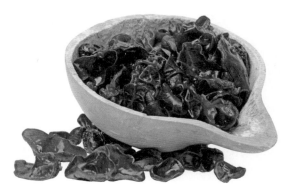

降压关键词　　钾

木耳中含有丰富的钾，不仅可以促进体内多余的钠排出，也可扩张血管，降低血压。

降脂关键词　　卵磷脂

木耳富含的卵磷脂可使体内脂肪呈液体状态，有利于脂肪在体内完全消耗，并防止胆固醇在体内沉积，起到降低血脂、调节血压的作用。

降糖关键词　　多糖

木耳中所含的多糖成分具有降低血糖的功效。木耳还含有蛋白质、脂肪、钙、磷、铁以及胡萝卜素、维生素B1、维生素B2、烟酸等营养元素，对糖尿病患者有一定的食疗作用。

排酸关键词　　胶质

黑木耳中的胶质有清胃涤肠的作用，对胆结石、肾结石等内源性异物也有显著的代谢功能。黑木耳还含有丰富的碳水化合物、膳食纤维、钾元素及各种维生素，可降低血脂，促进尿酸排泄。

食用建议

干木耳烹调前宜用温水泡发，泡发后仍然紧缩在一起的部分不宜吃。黑木耳有活血抗凝的作用，有出血性疾病的人不宜食用。

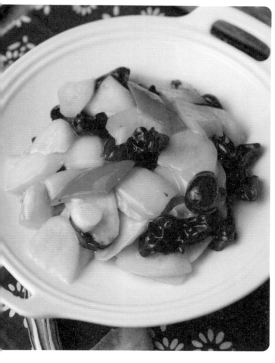
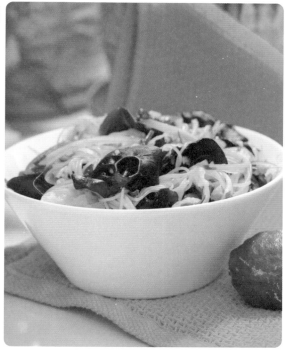

西葫芦炒木耳

材料：

西葫芦100克，水发木耳70克，葱段、蒜末各少许，盐、鸡粉、料酒、食用油各适量

做法：

1. 将洗净的木耳切小块；西葫芦切片。

2. 用油起锅，放入蒜末爆香，倒入木耳和西葫芦，快速炒匀，淋入少许料酒，炒匀提味，翻炒至食材八成熟，加入少许盐、鸡粉，炒匀调味，撒上葱段，用中火翻炒至食材熟透即可。

木耳黄瓜拌粉丝

材料：

黄瓜80克，水发木耳50克，水发粉丝100克，盐3克，蚝油15克，柠檬1个，蒜蓉辣酱10克，芝麻油适量

做法：

1. 洗净的黄瓜切丝；木耳煮熟，粉丝煮熟，备用。

2. 将黄瓜、木耳、粉丝装入盘中，放入盐、芝麻油、蚝油，挤入柠檬汁，加入蒜蓉辣酱，搅拌均匀，即可食用。

香菇

香菇是世界第二大食用菌，也是我国特产之一，在民间素有"山珍"之称。香菇味道鲜美，香气沁人，营养丰富，素有"植物皇后"美誉。

DATA		
适用量：每次30克	降压能力 ★★★★	降脂能力 ★★★★
嘌呤含量：中	降糖能力 ★★★★	排酸能力 ★★★

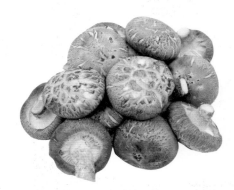

营养表 每100克所含基础营养素

总热量 / 19千卡
碳水化合物 / 5.2克
蛋白质 / 2.2克
脂肪 / 0.3克
膳食纤维 / 3.3克

降压关键词 香菇多糖、核酸类、香菇素

香菇中所含的香菇多糖可调节自身免疫功能和内分泌，促进新陈代谢，起到调节血压的作用。所含的核酸类物质和香菇素，能抑制体内胆固醇上升，起到降血脂、减少动脉粥样硬化的作用。

降脂关键词 核酸类物质、香菇素

香菇中所含的核酸类物质和香菇素，能抑制体内胆固醇上升，起到降胆固醇、降血脂、预防动脉硬化的作用。

降糖关键词 硒

香菇中含有较丰富的硒元素，能提高机体的抗氧化能力，可以保护、修复胰岛细胞免受有害物质自由基的损害，维持正常的分泌胰岛素的功能，降低血糖，改善糖尿病症状。

排酸关键词 香菇多糖

鲜香菇中的嘌呤含量较低，痛风患者缓解期可少量食用。因为香菇中所含的香菇多糖可调节自身免疫功能和内分泌、促进新陈代谢，起到调节血压的作用，对痛风并发高血压的防治有积极意义。

食用建议

泡发香菇时不要用热水，要先用冷水浸泡，大香菇泡2小时，小香菇泡1小时即可。

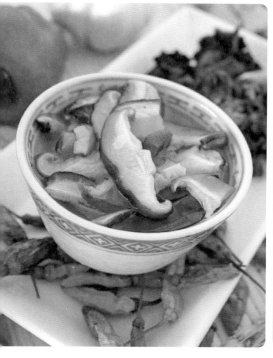
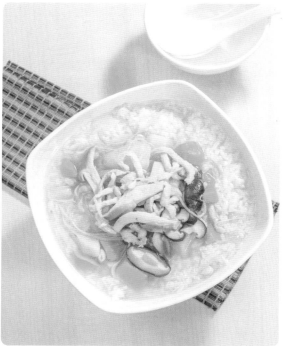

香菇肉片汤

材料:

香菇120克,瘦肉100克,姜片少许,盐、鸡粉各2克,胡椒粉3克,料酒5毫升,食用油适量

做法:

1. 瘦肉切片,香菇切片。

2. 锅置于火上,注入适量食用油,放入姜片爆香,倒入肉片、香菇,淋入料酒炒香,注入适量清水。

3. 加盖,煮约5分钟至沸腾,加入盐、鸡粉、胡椒粉拌匀,煮约2分钟至沸腾。

4. 关火后盛出煮好的汤,装入碗中即可。

香菇肉丝粥

材料:

水发大米130克,香菇70克,瘦肉30克,南瓜85克,盐3克

做法:

1. 将洗净的香菇、瘦肉切丝;去皮洗净的南瓜切成丁。

2. 锅中注水烧开,倒入大米,放入香菇、瘦肉、南瓜搅拌均匀,使其均匀散开,盖上盖,烧开后转小火煮约40分钟。

3. 揭盖,加少许盐搅匀,盛出即可。

水果 当道，"四高"让开

草莓

草莓外观呈浆果状圆体或心形，鲜美红嫩，果肉多汁，酸甜可口，香味浓郁，是水果中难得的色、香、味俱佳者，因此常被人们誉为"果中皇后"。

DATA

适用量：每日 150 克左右
嘌呤含量：低

降压能力 ★★★★　　降脂能力 ★★★★
降糖能力 ★★★

营养表 **每 100 克所含基础营养素**

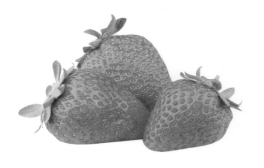

总热量 / 30 千卡
碳水化合物 / 7.1 克
蛋白质 / 1 克
脂肪 / 0.2 克
膳食纤维 / 1 克

降压关键词 **膳食纤维、果胶**

草莓中含有的膳食纤维和果胶能够促进消化液的分泌和肠道蠕动，将有害物质排出体外，降低血压和胆固醇。

降脂关键词 **有机酸、维生素 C**

草莓中的有机酸可分解食物中的脂肪，所含的维生素和矿物质能够很好地被人体吸收，其中的维生素C能够降血脂和保护血管。

降糖关键词 **维生素 C**

草莓中维生素C的含量是苹果的11倍。充足的

维生素C是维持胰岛素功能必不可少的营养，可促进糖尿病患者组织细胞对葡萄糖的利用，促进糖代谢过程，有助于维持血糖的稳定。

食用建议

草莓适合大多数人群食用，但脾胃虚弱、肺寒腹泻者慎食。

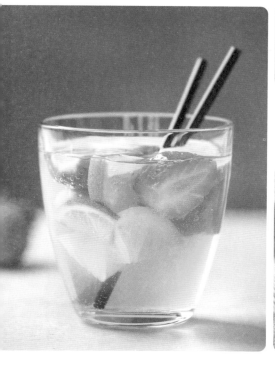

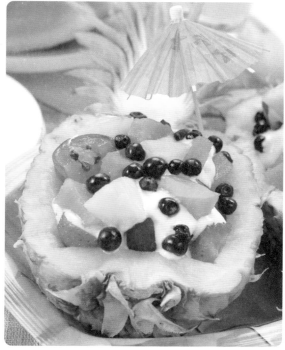

草莓柠檬水

材料:

草莓5个,柠檬1个,气泡水200毫升

做法:

1. 将草莓洗净切块,柠檬洗净切片。
2. 将草莓和柠檬片放入杯子,加气泡水即可。

草莓水果沙拉

材料:

草莓50克,葡萄80克,蓝莓30克,菠萝半个,西瓜100克,酸奶50克

做法:

1. 洗净的草莓对半切开;洗好的葡萄摘取下来;西瓜切成丁;菠萝取出肉,留菠萝盅备用。
2. 将酸奶倒入菠萝盅,摆放上葡萄、蓝莓、菠萝肉、西瓜、草莓,拌匀即可食用。

猕猴桃

猕猴桃因果皮覆毛，貌似猕猴而得名。猕猴桃中维生素C的含量在水果中名列前茅，被人们誉为"维C之王"。

DATA

适用量：每日 200 克左右　　降压能力 ★ ★ ★ ★　　降脂能力 ★ ★ ★ ★

嘌呤含量：低　　　　　　　降糖能力 ★ ★ ★　　　排酸能力 ★ ★ ★ ★

营养表 **每 100 克所含基础营养素**

总热量 / 56 千卡

碳水化合物 / 14.5 克

蛋白质 / 0.8 克

脂肪 / 0.6 克

膳食纤维 / 2.6 克

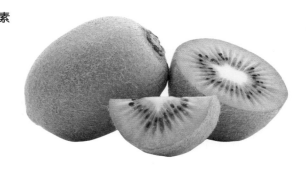

降压关键词 **维生素 C、精氨酸**

猕猴桃所含的维生素C能明显降低体内的血清胆固醇和甘油三酯，对高血压有很好的食疗效果。精氨酸能有效改善血液流动环境，阻止血栓形成，可降低高血压的发病率。

降脂关键词 **膳食纤维、肌醇**

猕猴桃含有丰富的膳食纤维，且是低脂水果，可降低胆固醇，帮助消化吸收。肌醇可促进脂肪的流动，预防动脉硬化。

降糖关键词 **维生素 C**

猕猴桃所含的维生素C可维持胰岛素功能，促进糖尿病患者组织细胞对葡萄糖的利用，促进糖代谢过程，有助于维持血糖值的稳定。

排酸关键词 **肌醇、膳食纤维**

猕猴桃含有丰富的天然糖醇类物质——肌醇，能够有效地调节糖代谢，降低血糖。它还富含膳食纤维、钾元素及维生素C，可促进体内废物及尿酸排出体外，对痛风并发糖尿病有辅助治疗作用。

食用建议

猕猴桃可生吃，也可榨汁，还可与蔬菜搭配炖食，对"四高"人群来说，生食、榨汁食用能最大限度地保留猕猴桃的营养，对身体健康最为有益。

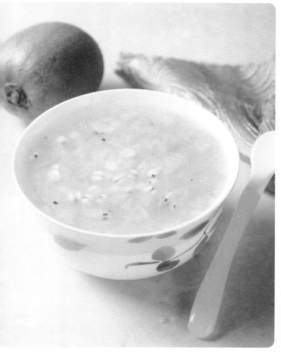
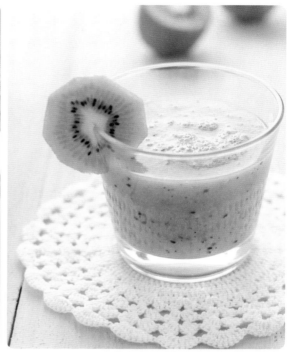

猕猴桃薏米粥

材料：

水发薏米220克，猕猴桃40克，冰糖适量

做法：

1. 洗净的猕猴桃切去头尾，削去果皮，切开，去除硬芯，切成片，再切成碎末，备用。

2. 砂锅注水烧开，倒入洗净的薏米，拌匀，盖上锅盖，煮开后用小火煮1小时。

3. 揭开锅盖，倒入猕猴桃，加入冰糖，搅拌均匀，煮2分钟至冰糖完全溶化。

4. 关火后盛出煮好的粥，装入碗中即可。

猕猴桃蜂蜜橙汁

材料：

猕猴桃30克，柳橙20克，蜂蜜适量

做法：

1. 将猕猴桃对切，挖出果肉；柳橙对半切开，去皮，切小块。

2. 将处理好的猕猴桃和柳橙放入榨汁机内榨汁，最后将果汁倒入杯中，加少许蜂蜜拌匀即可饮用。

苹果

苹果是世界上栽种最多、产量最高的水果之一，味道酸甜可口、营养丰富，是老幼皆宜的佳果。

DATA

适用量：每日 200 克左右	降压能力 ★★★★	降脂能力 ★★★★
嘌呤含量：低	降糖能力 ★★★	排酸能力 ★★★★

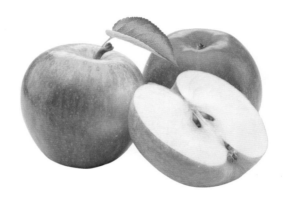

营养表　**每 100 克所含基础营养素**

总热量 / 52 千卡
碳水化合物 / 13.5 克
蛋白质 / 0.2 克
脂肪 / 0.2 克
膳食纤维 / 1.2 克

降压关键词　**钾**

苹果中富含的钾能与体内过剩的钠结合并排出体外，使血压下降。钾离子还能有效保护血管，降低中风的发病率，缓解高血压的症状。

降脂关键词　**类黄酮、苹果酸、果胶**

苹果中含有的类黄酮可通过抑制低密度脂蛋白氧化，达到抗动脉粥样硬化的效果，还能抑制血小板聚集、降低血液黏稠程度。苹果酸和果胶可吸收多余的胆固醇和甘油三酯，并排出体外。

降糖关键词　**果胶**

苹果中含有丰富的果胶，能调节肠道有益菌群、刺激肠道蠕动，减少小肠对糖类和胆固醇的吸收，从而调节血糖。

排酸关键词　**维生素**

苹果属于碱性食物，含有多种维生素和微量元素，食用后能够迅速中和体内的酸性食物，使结晶的尿酸溶解，变为碱性尿液排出体外，对缓解痛风症状非常有益。

食用建议

不要在饭前吃苹果，以免影响正常的进食和消化；苹果不宜与海味同食，否则易引起腹痛、恶心、呕吐等症状；将削掉皮的苹果浸于凉水中，可防止氧化。

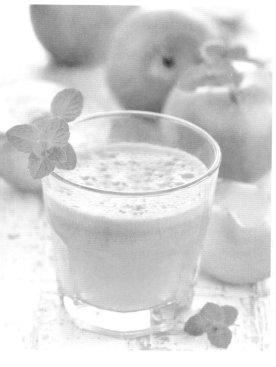
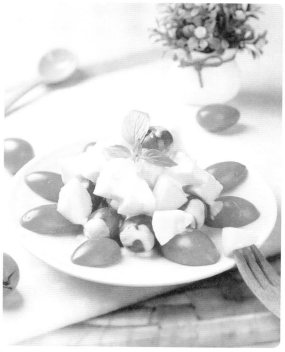

苹果西红柿汁

材料:

苹果35克,西红柿60克

做法:

1. 将洗净的苹果切开,去除果核,削去果皮,切小瓣,改切成小丁,备用。

2. 洗好的西红柿切开,去除蒂部,切小瓣,改切成丁,放入盘中,待用。

3. 取榨汁机,选择搅拌刀座组合,倒入切好的西红柿、苹果,注入少许温开水。

4. 盖上盖,榨取蔬果汁,倒出榨好的蔬果汁,装入杯中即可。

葡萄苹果沙拉

材料:

葡萄80克,去皮苹果150克,圣女果40克,酸奶50克

做法:

1. 洗净的圣女果对半切开;洗好的葡萄摘取下来;苹果切开去籽,切成丁。

2. 取一盘,摆放上圣女果、葡萄、苹果,浇上酸奶即可。

橙子

橙子酸甜可口，具有开胃理气、生津润肺、化痰止咳等功效，还能消除疲劳、美容养颜。

DATA

适用量：每日 200 克左右　　降压能力 ★★★★　　降脂能力 ★★★★
嘌呤含量：低　　　　　　　　降糖能力 ★★★　　　排酸能力 ★★★★

营养表　**每 100 克所含基础营养素**

总热量 / 47 千卡
碳水化合物 / 11.1 克
蛋白质 / 0.8 克
脂肪 / 0.2 克
膳食纤维 / 0.6 克

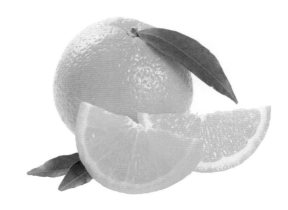

降压关键词　**橙皮苷、钾、维生素 C**

橙子中的橙皮苷对周围血管具有明显的扩张作用。橙子中所含的钾和维生素 C 对降血压也有显著的效果。

降脂关键词　**维生素 C**

橙子中的维生素 C 除具有抗氧化作用外，对减少吸收胆固醇和其他导致动脉粥样硬化的脂肪也具有重要作用。

降糖关键词　**果胶**

橙子果肉中含有较多的果胶，吃后容易产生饱腹感，还可以延缓食物的消化吸收，从而有助于降低餐后血糖。果胶还能促进胃肠蠕动，有助排便，减少肠道对糖类的吸收。

排酸关键词　**维生素、钾**

橙子含有丰富的碳水化合物、维生素 C 及钾元素，能够降低血脂，促进尿酸的排泄，对防治痛风并发高血压、高血脂有一定辅助作用。

食用建议

风寒咳嗽、多痰、糖尿病、口疮、食欲不振、大便秘结者慎食橙子。

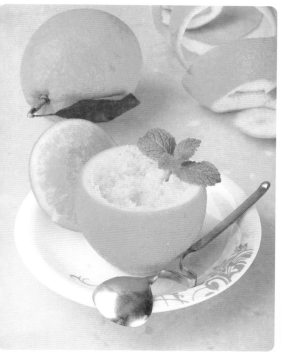
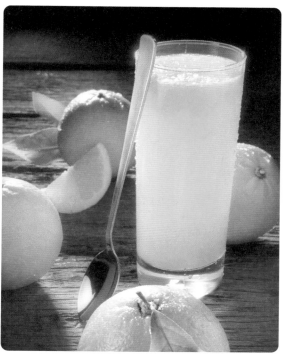

鲜橙蒸水蛋

材料：

橙子180克，蛋液90克，白糖2克

做法：

1. 洗净的橙子切去头尾，在其三分之一处切开，挖出果肉，制成橙盅和盅盖；将橙子果肉切成末。

2. 取一碗，倒入蛋液，放入橙子肉，加入白糖，用筷子搅拌均匀，注入清水拌匀。

3. 取橙盅，倒入拌好的蛋液，至七八分满，盖上盅盖，放入烧开的蒸锅中蒸18分钟，取出即可。

鲜橙汁

材料：

橙子150克

做法：

1. 将洗净的橙子去皮，切开，切成小瓣，待用。

2. 取榨汁机，选择搅拌刀座组合，倒入切好的食材，注入少许纯净水，盖上盖，选择"榨汁"功能，榨取果汁。

3. 断电后倒出果汁，装入碗中即可。

葡萄

葡萄不仅味美可口，而且营养价值很高。成熟的葡萄含糖量高达10%~30%，以葡萄糖为主。葡萄中的多种果酸有助于消化。

DATA

适用量：每日80克左右　　降压能力 ★★★★　　降脂能力 ★★★
嘌呤含量：低　　　　　　排酸能力 ★★★★

营养表　每100克所含基础营养素

总热量 / 43 千卡
碳水化合物 / 10.3 克
蛋白质 / 0.5 克
脂肪 / 0.2 克
膳食纤维 / 0.4 克

降压关键词　钾、花色苷、鞣质

葡萄含有丰富的钾，可以抑制钠对血压的副作用，从而起到稳定血压的作用；花色苷有助于提高心脏的供血能力；鞣质可稀释血液，预防心肌梗死和脑卒中。

降脂关键词　水杨酸、类黄酮

葡萄含有水杨酸，可以降低胆固醇；葡萄中含有的类黄酮能够有效清除体内的自由基，从而减少血液中的胆固醇和甘油三酯，改善血液黏稠状况。

排酸关键词　钾

葡萄是一种碱性水果，富含钾元素及较多水分，而且嘌呤含量微乎其微，能够促进尿酸

的排泄；葡萄中所含的白藜芦醇能够很好地阻止血栓的形成，降低人体血清中的胆固醇，降低血小板的凝聚力，具有局部保护心血管系统的功效。经常食用可缓解痛风并发高血脂症状。

食用建议

糖尿病、便秘、阴虚内热、津液不足者，肥胖之人，脾胃虚寒者，服用人参者，慎食葡萄。

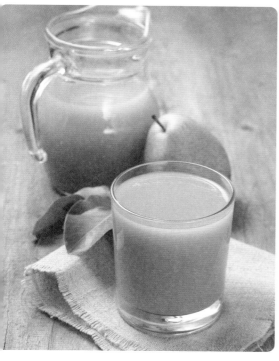
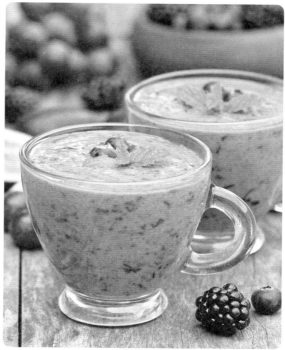

葡萄梨子汁

材料：

葡萄50 克，梨1 个

做法：

1. 将葡萄洗净，去皮，去籽；梨洗净，去皮，去除果核，切块。

2. 将材料放入榨汁机中，加入适量冷开水榨成汁，调匀即可。

葡萄桑葚蓝莓汁

材料：

葡萄100克，桑葚30克，蓝莓30克，柠檬汁少许

做法：

1. 将葡萄、桑葚、蓝莓洗净备用。

2. 备好榨汁机，倒入葡萄、桑葚、蓝莓，再挤入柠檬汁，倒入少许清水，盖上盖，调转旋钮至1挡，榨取果汁。

3. 将榨好的果汁倒入杯中即可。

木瓜

中国早在先秦时期就已栽培木瓜。木瓜有很高的利用价值，果实能用作食物、药材，能被当作礼品赠予他人，树干可用作木材，木瓜树可做园林观赏植物。

DATA

适用量：每日 100 克左右	降压能力 ★★★★　　降脂能力 ★★★★
嘌呤含量：低	降糖能力 ★★★　　　排酸能力 ★★★★

营养表　每 100 克所含基础营养素

总热量 / 27 千卡
碳水化合物 / 7 克
蛋白质 / 0.4 克
脂肪 / 0.1 克
膳食纤维 / 0.8 克

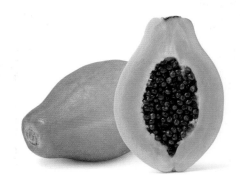

降压关键词　木瓜蛋白酶

木瓜中的木瓜蛋白酶有助于蛋白质的消化，促进营养充分吸收，减少胃肠的工作量，对稳定血压很有益。

降脂关键词　抗氧化成分

木瓜中的抗氧化成分能消除体内过氧化物等有害物质，对肝功能障碍及高血脂等代谢性疾病具有防治效果。

降糖关键词　齐墩果酸

木瓜中富含一种活性物质——齐墩果酸，能有效地降低血脂，软化血管，预防动脉粥样硬化，尤其适合糖尿病合并高血压、动脉硬化、高血脂以及肥胖症等患者食用。

排酸关键词　维生素C

木瓜能舒筋活络、净化血液，对关节肿痛、肌肤麻木也有很好的作用，而且木瓜含有丰富的维生素C及糖类，能有效地补充身体的糖分，促进尿酸的排泄，对痛风以及痛风伴心血管疾病和肥胖患者有益。

食用建议

选熟木瓜以手感较轻、肉质紧实，颜色橙红、均匀无斑点、瓜蒂新鲜的为佳。青木瓜宜挑选瓜肚大、皮色青绿、光滑无斑点、无磕碰的。放于冰箱冷藏保存。

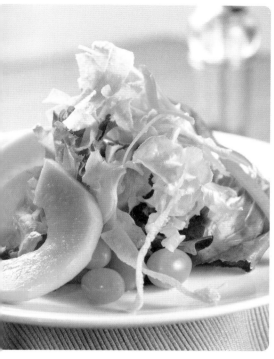
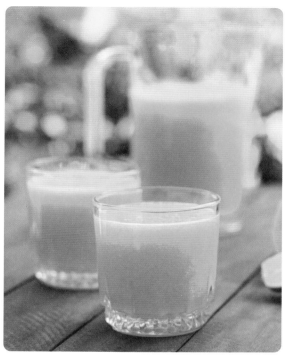

木瓜蔬菜沙拉

材料：

木瓜150克，紫甘蓝100克，圣女果90克，炸腐竹10克，生菜60克，油醋汁适量

做法：

1. 洗净去皮的木瓜切片；紫甘蓝、生菜撕小块。

2. 将木瓜、紫甘蓝、生菜、圣女果装入碗中，倒入油醋汁拌匀，盛入盘中，放上炸腐竹即可。

木瓜汁

材料：

木瓜300克

做法：

1. 洗净去皮的木瓜去瓤，切小块。

2. 取榨汁机，选择搅拌刀座组合，放入木瓜，加入少许矿泉水。

3. 盖上盖，选择"榨汁"功能，榨取木瓜汁，倒入杯中即可。

樱桃

樱桃是一年中上市较早的一种乔木果实，号称"百果第一枝"。其果实小如珍珠，味道甘甜而微酸，既可鲜食，又可腌制或作为其他菜肴食品的点缀，备受青睐。

DATA

适用量：每日 100 克左右	降压能力 ★★★★	降糖能力 ★★★★
嘌呤含量：低	排酸能力 ★★★★	

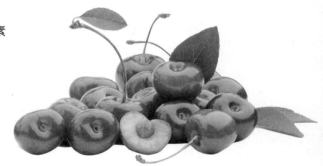

营养表 **每 100 克所含基础营养素**

总热量 / 46 千卡
碳水化合物 / 10.2 克
蛋白质 / 1.1 克
脂肪 / 0.2 克
膳食纤维 / 0.3 克

降压关键词 **膳食纤维、维生素 C、钾**

樱桃中含有的膳食纤维有助于脂类的排泄，降低血液中的胆固醇，帮助降压。樱桃中的钾元素可以增加尿钠排泄，起到降压的功效。另外，樱桃中的维生素C也有助于降压。

降糖关键词 **花青素**

樱桃含有丰富的花青素，花青素能促进体内胰岛素的合成，增加人体内部胰岛素的含量，从而达到降低血糖的功效。

排酸关键词 **花青素、红色素、钾**

樱桃中含有花青素、红色素、丰富的钾元素、维生素及多种生物素等，这些物质可以促进人体的血液循环，防止尿酸在体内的沉积，促进尿酸的排出，从而缓解痛风、关节炎引起的不适症状。

食用建议

樱桃性温热，热性病及虚热咳嗽者、便秘、痔疮、喉咙肿痛者慎食。

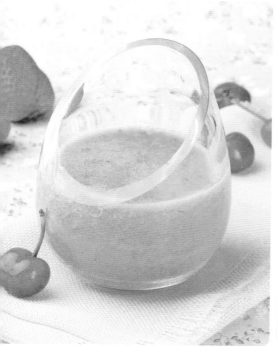
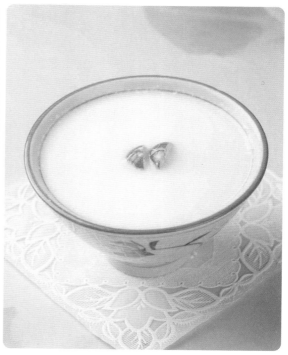

樱桃草莓汁

材料：

草莓95克，樱桃100克

做法：

1. 洗净的草莓对半切开，切成小瓣；洗净的樱桃对半切开，剔去核，待用。
2. 备好榨汁机，倒入草莓、樱桃，倒入适量凉开水，盖上盖，调整旋钮开始榨汁。
3. 待果汁榨好，倒入杯中，即可饮用。

樱桃鲜奶

材料：

樱桃90克，鲜牛奶250毫升

做法：

1. 洗净的樱桃去蒂，切成粒。
2. 砂锅中注水烧开，倒入备好的牛奶拌匀，煮至沸腾，倒入切好的樱桃，拌匀，略煮片刻。
3. 把煮好的樱桃牛奶盛出，装入碗中即可。

肉禽蛋奶，为降"四高"加把劲儿

牛肉

牛肉是人类第二大肉类食品，仅次于猪肉。它富含蛋白质，且脂肪含量低，味道鲜美，享有"肉中骄子"的美称。

DATA

适用量：每日 20 克左右　　　降脂能力 ★★★★　　降糖能力 ★★★★

嘌呤含量：中　　　　　　　　排酸能力 ★★★

营养表 **每 100 克所含基础营养素**

总热量 / 106 千卡

碳水化合物 / 1.2 克

蛋白质 / 20.2 克

脂肪 / 2.3 克

膳食纤维 / ——

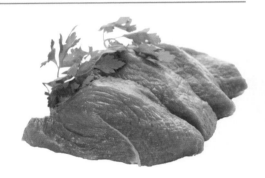

降脂关键词　**锌、优质蛋白质**

牛肉中的锌元素能减少胆固醇在人体内的蓄积，降低血脂，预防动脉粥样硬化。牛肉富含优质蛋白质，氨基酸组成比猪肉更接近人体需要，有利于降低高血脂的发病率。

降糖关键词·　**硒**

牛肉中的硒可促进胰岛素的合成，所以适量吃些牛肉对控制血糖有一定好处。牛肉还可补中益气、滋养脾胃、强健筋骨，适宜于中气下陷、气短体虚及面黄目眩的糖尿病患者食用。

排酸关键词　**蛋白质和钾**

牛肉性平、味甘，可以滋补脾胃、益气补血、强健筋骨，适用于水肿、腰膝酸软、小便不利等症

状。牛肉中的嘌呤含量中等，可以作为痛风病人缓解期的营养补给。牛肉含有蛋白质和钾，是一种低脂肪、低胆固醇的食材，具有降糖、降压、促进尿酸排泄的功效。

食用建议

牛肉不易煮烂，烹饪时放一颗山楂、一块橘皮或一点茶叶可以使其易烂。牛肉的纤维组织较粗，结缔组织又较多，应横切，将长纤维切断，不能顺着纤维组织切，否则不仅不易入味，还会影响口感。

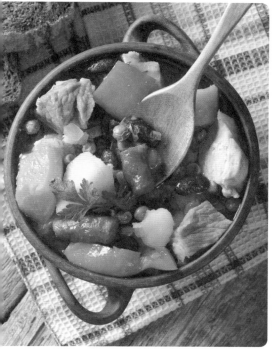
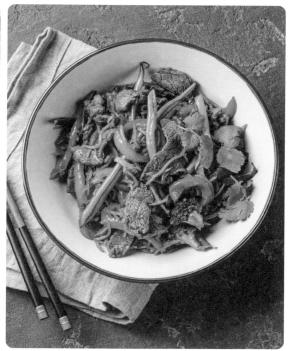

牛肉炖鲜蔬

材料:

牛肉200克,土豆150克,胡萝卜100克,青豌豆、红腰豆各50克,姜片、红椒、盐、鸡粉各适量

做法:

1. 洗净的牛肉、土豆、胡萝卜切块。

2. 锅中注水烧开,放入姜片、牛肉煮沸,掠去浮沫,放入青豌豆、红腰豆,煮30分钟。

3. 揭盖,倒入土豆、胡萝卜,再盖上盖,煮约15分钟。

4. 揭开盖,加入盐、鸡粉,拌煮均匀至入味,盛出即可。

蔬菜炒牛肉

材料:

牛肉260克,彩椒20克,四季豆、西蓝花、胡萝卜各80克,姜片少许,盐2克,鸡粉2克,料酒3毫升,食用油适量

做法:

1. 将洗净的彩椒切片;西蓝花切块;胡萝卜切丝;牛肉切片,加盐、料酒、食用油,拌匀腌渍15分钟。

2. 四季豆、西蓝花、胡萝卜焯水。

3. 热锅注油,烧至四成热,倒入腌好的牛肉,拌匀,放入姜片、彩椒,爆香,倒入蔬菜炒匀,加调料调味即可。

鸡肉

鸡肉是比较常见的肉类，肉质细嫩，滋味鲜美，适合多种烹调方法。经常吃鸡进行滋补，可为身体健康打下坚实的基础。

DATA		
适用量：每日 100 克左右	降脂能力 ★★★★	降糖能力 ★★★★
嘌呤含量：高	排酸能力 ★★	

営养表　**每 100 克所含基础营养素**

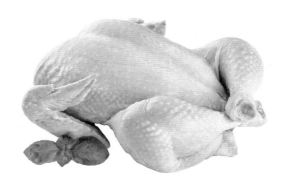

总热量 / 167 千卡

碳水化合物 / 1.3 克

蛋白质 / 19.3 克

脂肪 / 9.4 克

膳食纤维 / ——

降脂关键词　**磷脂、不饱和脂肪酸**

鸡肉所含的磷脂可乳化血液中的脂肪和胆固醇，使其排出体外，有助于预防动脉粥样硬化等疾病。鸡肉中含有的不饱和脂肪酸能降低低密度脂蛋白胆固醇，对预防高血脂有很好的效果。

降糖关键词　**优质蛋白**

鸡肉含有丰富的优质蛋白、铁、锌、铬、B族维生素等营养素，对于糖尿病患者来说，高消耗状态会导致蛋白质、锌、铁、B族维生素、维生素C等大量流失，适当增加这些物质的摄入有利于身体的恢复。

排酸关键词　**氨基酸**

鸡肉中含有丰富的氨基酸，能提高机体抵抗

力，含有的油酸和亚油酸能降低低密度脂蛋白含量。与畜类相比，鸡肉具有低脂肪、低热量、高钾的特点，能够降低胆固醇，促进尿酸排出体外，预防动脉粥样硬化。

食用建议　

凡内火偏旺和痰湿偏重，患有感冒发热、严重皮肤疾病者禁食；鸡的臀尖是细菌、病毒及致癌物质的"仓库"，忌食；多龄鸡头要忌吃。

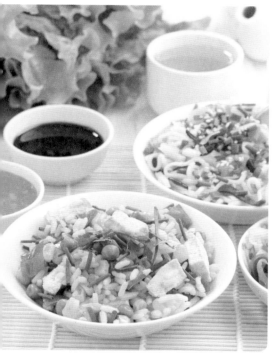
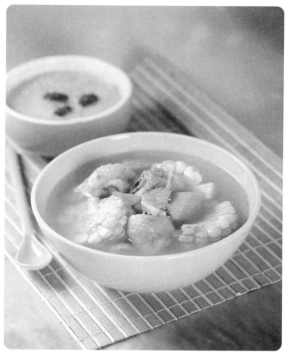

鸡肉炒饭

材料：

冷米饭180克，鸡肉80克，青豆、玉米各60克，红椒15克，葱花、香菜各少许，盐3克，鸡粉2克，芝麻油、食用油各适量

做法：

1. 洗好的鸡肉、红椒切小块。

2. 用油起锅，倒入鸡肉、红椒、玉米、青豆炒匀，再倒入米饭炒散。

3. 加盐、鸡粉炒匀调味，淋入芝麻油炒香，盛出炒好的米饭，放上葱花和香菜即可。

玉米胡萝卜鸡肉汤

材料：

鸡肉块350克，玉米块170克，胡萝卜120克，姜片少许，盐、鸡粉各3克，料酒适量

做法：

1. 洗净的胡萝卜切成小块，备用；锅中注水烧开，倒入鸡肉块汆去血水，捞出待用。

2. 砂锅中注水烧开，倒入鸡肉、胡萝卜、玉米块、姜片，淋入料酒拌匀，烧开后用小火煮约1小时。

3. 放入盐、鸡粉，拌匀调味，关火后盛出即可。

鸭肉

鸭是我国农村普遍饲养的主要家禽之一，用它做出的美味很多，如北京烤鸭、南京板鸭、江南香酥鸭等，均是各种宴会的名菜。

DATA		
适用量：每日 20 克左右	降压能力 ★★★★	降糖能力 ★★★★
嘌呤含量：中	排酸能力 ★★★	

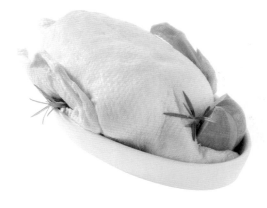

营养表　每 100 克所含基础营养素

总热量 / 240 千卡
碳水化合物 / 0.2 克
蛋白质 / 15.5 克
脂肪 / 19.7 克
膳食纤维 / ——

降压关键词　不饱和脂肪酸

鸭肉中的不饱和脂肪酸可起到降低胆固醇的作用，对预防高血压有益。

降糖关键词　不饱和脂肪酸

鸭肉所含的脂肪较少，且多为不饱和脂肪酸，常食有助于降低胆固醇，对糖尿病患者有保健作用，还能预防由糖尿病引发的心血管疾病。

排酸关键词　不饱和脂肪酸、蛋白质

鸭肉性寒、味甘，富含蛋白质、B族维生素、维生素E以及铁、铜、锌等微量元素，具有养胃滋阴、清肺解热、大补虚劳、利水消肿的功效。鸭肉中含有不饱和脂肪酸、蛋白质和钾，既能保护心脑血管，又能促进尿酸的排泄，对痛风并发糖尿病患者有食疗作用。

食用建议

阳虚脾弱、外感未清、便泻肠风者不宜食用鸭肉。在炖鸭汤时加几片橘皮或芹菜叶，不仅能使汤的味道清香，还能减少油腻感。

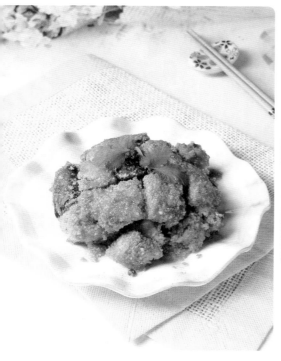
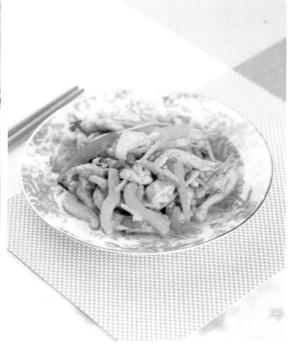

粉蒸鸭肉

材料:

鸭肉350克,蒸肉米粉50克,水发香菇110克,葱花、姜末各少许,盐1克,甜面酱30克,五香粉5克,料酒5毫升

做法:

1. 取一个蒸碗,放入鸭肉,加入盐、五香粉,再加入少许料酒、甜面酱,倒入香菇、葱花、姜末,搅拌均匀,倒入蒸肉米粉,搅拌片刻。

2. 蒸锅上火烧开,放入鸭肉,盖上锅盖,大火蒸30分钟至熟透,掀开锅盖,将鸭肉取出,扣在盘中即可。

滑炒鸭丝

材料:

鸭肉160克,彩椒60克,香菜梗、姜末、蒜末、葱段各少许,盐3克,鸡粉1克,生抽4毫升,料酒4毫升,食用油适量

做法:

1. 将洗净的彩椒切条;香菜梗切段;鸭肉切丝,装入碗中,倒入生抽、料酒、盐、鸡粉、水淀粉、食用油,腌渍10分钟。

2. 用油起锅,下入蒜末、姜末、葱段爆香,放入鸭肉丝,加入料酒、生抽、彩椒,拌炒均匀。

3. 放入适量盐、鸡粉调味,放入香菜段炒匀即可。

鸡蛋

鸡蛋含有大量的维生素、矿物质及有高生物价值的蛋白质，是人类最好的营养来源之一。鸡蛋的蛋白质品质最佳，仅次于母乳中的蛋白质。

DATA

适用量：每日 100 克左右　　降压能力 ★★★★　　降脂能力 ★★★★
嘌呤含量： 低　　　　　　　　排酸能力 ★★★★

营养表　**每 100 克所含基础营养素**

总热量 / 139 千卡
碳水化合物 / 2.4 克
蛋白质 / 13.1 克
脂肪 / 8.6 克
膳食纤维 / ——

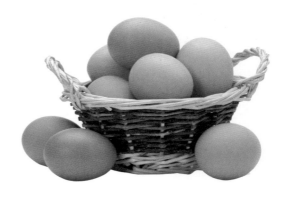

降压关键词　**蛋白质**

熟鸡蛋中的蛋白质可以被胃和小肠中的酶催化转换，产生具有抑制血管紧张素转换酶活性能力的多肽，改善血液循环和血压状态。

降脂关键词　**卵磷脂**

鸡蛋黄中含有丰富的卵磷脂，有助于升高高密度脂蛋白，促进血液循环，将低密度脂蛋白胆固醇带出血管组织。

排酸关键词　**氨基酸**

鸡蛋中的嘌呤含量非常低，又含有丰富的蛋白质和多种人体需要的氨基酸，能够降血压、降血脂，同时又能补充营养，非常适合痛风并发

高血压、冠心病患者食用。

食用建议

吃蛋必须煮熟，不要生吃，打蛋时也须提防沾染到蛋壳上的杂菌。鸡蛋的吃法多种多样，就营养的吸收和消化率来讲，煮鸡蛋是最佳的吃法。不过对儿童来说，还是蒸蛋羹、蛋花汤最适合。

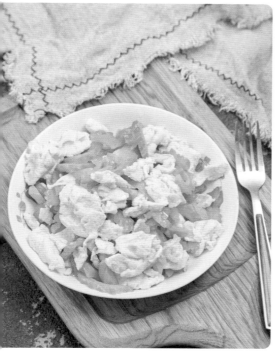
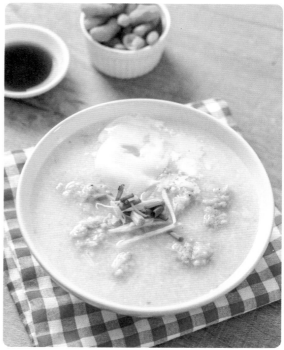

苦瓜炒鸡蛋

材料:

苦瓜200克,鸡蛋3个,葱花少许,盐3克,鸡粉3克,水淀粉5毫升,食用油适量

做法:

1. 洗净的苦瓜去瓤,切成片,焯水后捞出;鸡蛋打入碗中,放入少许盐、鸡粉,打散调匀。

2. 炒锅注油烧热,倒入蛋液炒熟,盛出。

3. 锅底留油,将苦瓜翻炒片刻,放入盐、鸡粉调味,倒入炒好的鸡蛋略翻动。

4. 加入葱花翻炒匀,淋入适量水淀粉,快速翻炒均匀,关火后盛出即可。

鸡蛋猪肉粥

材料:

水发大米130克,鸡蛋1个,瘦肉30克,盐3克

做法:

1. 将洗净的瘦肉剁碎;鸡蛋煎成荷包蛋。

2. 锅中注水烧开,倒入大米,放入瘦肉搅拌匀,使其均匀散开,盖上盖,烧开后转小火煮约40分钟。

3. 揭盖,加入少许盐搅匀,关火后盛出,放上荷包蛋即可。

牛奶

牛奶是人们日常生活中喜爱的饮食之一，含有丰富的钙、维生素D等，包括人体生长发育所需的全部氨基酸，消化率可高达98%，是其他食物无法比拟的。

DATA

适用量：每日 200 克左右	降压能力 ★★★★　　降脂能力 ★★★★
嘌呤含量：低	降糖能力 ★★★★　　排酸能力 ★★★★

营养表　每100克所含基础营养素

总热量 / 54 千卡
碳水化合物 / 3.4 克
蛋白质 / 3 克
脂肪 / 3.2 克
膳食纤维 / ——

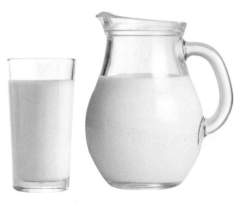

降压关键词　钙、锌、优质蛋白

牛奶含钙、锌丰富，可稳定情绪、降低血压。优质蛋白既可清除血液中多余的钠，同时又能增强血管弹性，降低心肌张力，保护心脏。

降脂关键词　优质蛋白

牛奶含有人体极易吸收的高蛋白和人体所需的全部氨基酸，是一种营养丰富的食材。牛奶的水分含量高，有利尿的作用，又可降血压、降血脂，非常适合高血压、高血脂患者补充营养。

降糖关键词　钙

牛奶是低升糖指数食物，能缓解糖尿病患者血糖升高的症状。牛奶中富含钙，可以为糖尿病患者补充钙质，有助于稳定血糖，缓解病情。

排酸关键词　低嘌呤

牛奶中的嘌呤含量很低，适合痛风患者急性发作期和缓解期食用。

食用建议

脱脂奶适合老年人、血压偏高的人群；高钙奶适合中等及严重缺钙的人、少儿、老年人、易怒者、失眠者以及工作压力大的女性。消化道溃疡病、乳糖酸缺乏症患者不宜饮用牛奶；脾胃虚寒泄泻、痰湿积饮者慎饮牛奶。

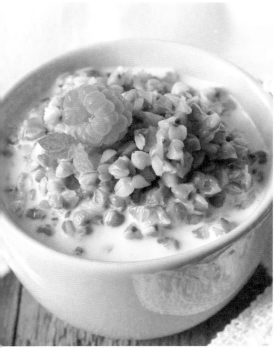
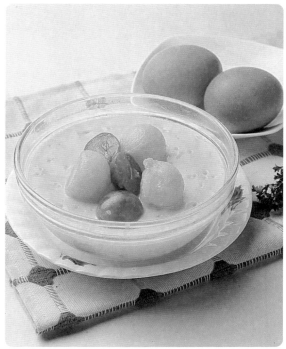

牛奶荞麦粥

材料:

水发荞麦160克,牛奶200毫升,覆盆子少许

做法:

1. 锅中注入适量清水烧热,倒入洗好的荞麦,盖上盖,烧开后用小火煮30分钟至熟透。

2. 揭盖,倒入牛奶拌匀,用中火煮5分钟。

3. 盛出煮好的粥,放上覆盆子即可。

牛奶蒸鸡蛋

材料:

鸡蛋2个,牛奶250毫升,提子、哈密瓜各适量,白糖少许

做法:

1. 把鸡蛋打入碗中,打散调匀;将提子对半切开;用挖勺将哈密瓜挖成小球状。

2. 把白糖倒入牛奶中,搅匀,加入蛋液,搅拌均匀。

3. 将牛奶蛋液放入蒸锅蒸20分钟,取出。

4. 放上切好的提子和挖好的哈密瓜即可。

酸奶

和新鲜牛奶相比，酸奶不但含有新鲜牛奶的全部招牌营养素，而且能使蛋白质结成细微的乳块，乳酸和钙结合生成的乳酸钙更容易被消化吸收。

DATA

适用量：每日 200 克左右
嘌呤含量：低

降脂能力 ★★★★★　　排酸能力 ★★★★

营养表　**每 100 克所含基础营养素**

总热量 / 86 千卡
碳水化合物 / 12.9 克
蛋白质 / 2.8 克
脂肪 / 2.6 克
膳食纤维 / ——

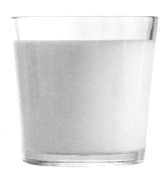

降脂关键词　**生物因子、乳酸菌**

酸奶具有天生的降脂功效。酸奶含有的生物因子可降血脂、降胆固醇、阻碍人体对脂肪的吸收功能。酸奶在发酵的过程中，乳酸菌会产生大量人体必需的B族维生素，调节内分泌平衡，还能有效抑制肠内腐败菌的繁殖，抑制有害物质的产生，促进肠道的蠕动。

排酸关键词　**活性物质、蛋白质**

酸奶可以生津止渴、补虚开胃、润肠通便、降血脂。酸奶是一种高蛋白、低嘌呤的食物，还含有可抑制体内合成胆固醇还原酶的活性物质，能够降血压、降低胆固醇，是痛风并发高血压、高胆固醇血症患者的滋补佳品。

食用建议　

酸奶适宜身体虚弱、气血不足、营养不良、肠燥便秘的人食用；适宜高胆固醇血症、动脉硬化、冠心病、脂肪肝患者食用；适宜皮肤干燥之人食用，也可作为美容食品食用。酸液过多之人，不宜多吃酸奶；胃肠道手术后的病人、腹泻或其他肠道疾病患者不适合喝酸奶。

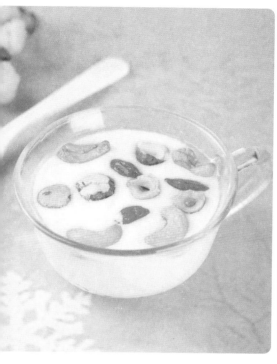
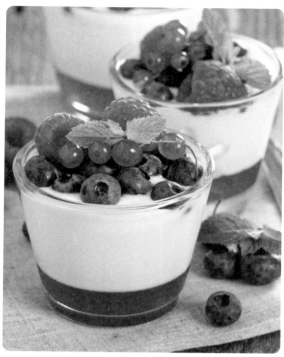

榛子腰果酸奶

材料：

榛子40克，腰果45克，枸杞10克，酸奶300克

做法：

1. 热锅注油，烧至四成热，倒入洗净的腰果、榛子，炸出香味，将炸好的腰果和榛子捞出，沥干油。

2. 取一个干净的杯子，将酸奶装入杯中，放入炸好的腰果、榛子，再摆上洗净的枸杞装饰即可。

蓝莓浆果酸奶

材料：

蓝莓100克，覆盆子80克，越橘20克，酸奶100克

做法：

1. 将蓝莓、覆盆子、越橘洗净，备用。

2. 将酸奶倒入杯中，放上蓝莓、覆盆子、越橘即可食用。

海鲜河鲜，先把"四高"降下来

蛤蜊

蛤蜊肉含有多种氨基酸，营养非常丰富，肉质鲜美无比，被誉为"天下第一鲜"，江苏民间还有"吃了蛤蜊肉，百味都失灵"之说。

DATA

适用量：每次 5~10 个

嘌呤含量：高

降压能力 ★★★★　　降脂能力 ★★★

降糖能力 ★★★

营养表　每 100 克所含基础营养素

总热量 / 62 千卡

碳水化合物 / 2.8 克

蛋白质 / 10.1 克

脂肪 / 1.1 克

膳食纤维 / ——

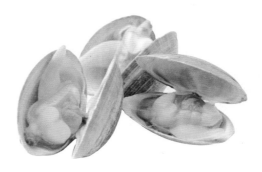

降压关键词　活性物质

蛤蜊肉中含有的活性物质有抑制胆固醇在肝脏合成和加速胆固醇排泄的独特作用，从而使血液中低密度脂蛋白、甘油三酯的含量下降，达到保持血管弹性、降低血压的保健目的。

降脂关键词　抑制胆固醇在肝脏合成

蛤蜊有抑制胆固醇在肝脏合成和加速排泄胆固醇的独特作用，从而使体内胆固醇下降，适合高血脂患者食用。

降糖关键词　牛磺酸

蛤蜊中的牛磺酸可以和胰岛素受体结合，促进

细胞摄取和利用葡萄糖，加速糖酵解，从而降低血糖。

食用建议

蛤蜊性寒，脾胃虚寒、腹泻便泻者忌食；寒性胃痛、腹痛者忌食；女子月经来潮期间及产后忌食；受凉感冒者忌食。蛤蜊嘌呤含量较高，痛风发作期禁食。

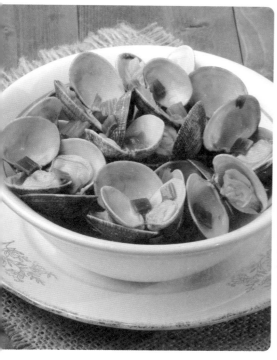
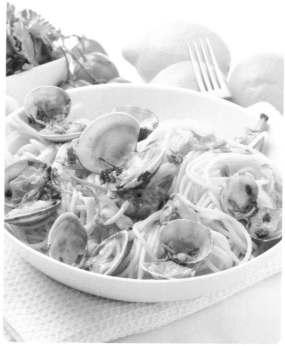

葱姜煮蛤蜊

材料：

蛤蜊250克，姜片、葱花各70克，鸡粉、盐、胡椒粉各2克

做法：

1. 锅中注入适量清水烧开，倒入蛤蜊、姜片，搅拌均匀。

2. 盖上盖，煮约2分钟，揭开盖，放入鸡粉、盐、胡椒粉，拌匀调味。

3. 盛出煮好的汤料，装入碗中，撒上葱花即可。

蛤蜊烩面

材料：

面条90克，蛤蜊100克，葱花、香菜各少许，姜丝、盐各3克，料酒、食用油各适量

做法：

1. 将蛤蜊洗净。

2. 热锅注油，烧至五成热，放入姜丝、蛤蜊，炒至蛤蜊壳全部张开，捞出。

3. 将锅底留油烧热，倒入姜丝、葱花，炒香，淋入适量料酒，炒香，注入适量清水，搅拌均匀，调至大火煮沸，放入面条，搅拌均匀，煮5分钟，放入蛤蜊拌均匀。

4. 关火后盛出面条，撒上少许香菜即可。

海参

海参是生活在海边至8000米深的海洋软体动物，距今已有6亿多年的历史。海参全身长满肉刺，同人参、燕窝、鱼翅齐名，是世界八大珍品之一。

DATA

适用量：泡发品每次 80 克左右
嘌呤含量：低

降脂能力 ★★★★　　降糖能力 ★★★★
排酸能力 ★★★★

营养表　**每 100 克所含基础营养素**

总热量 / 78 千卡
碳水化合物 / 2.5 克
蛋白质 / 16.5 克
脂肪 / 0.2 克
膳食纤维 / ——

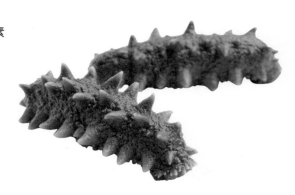

降脂关键词　**海参多糖**

海参中含有的海参多糖可降低体内血清总胆固醇和甘油三酯，从而调节血脂，控制血脂平衡。

降糖关键词　**海参素、刺参酸性黏多糖**

海参含有海参素及由氨基己糖、己糖醛酸和岩藻糖等组成的刺参酸性黏多糖，另含18种氨基酸，且不含胆固醇，有降低血糖黏稠度的作用，非常适合糖尿病患者食用。

排酸关键词　**海参多糖**

海参几乎不含嘌呤，是典型的高蛋白、低脂肪、低胆固醇食物，是痛风和痛风伴有高血脂、高血压患者的理想食物。此外，其含有的海参多糖能够提高痛风患者的抵抗力，对防治痛风及其并发症有食疗功效。

食用建议　

海参可凉拌、煮粥、炒食，也可红烧或煲汤，痰多便溏者慎食。海参是适合痛风患者食用的少数海产品之一，痛风缓解期可适量食用。

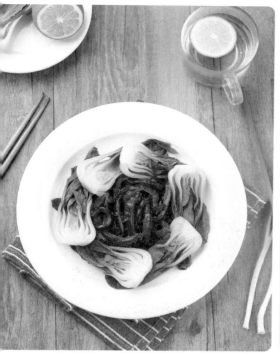
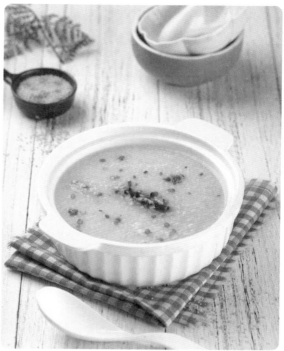

葱油海参

材料：

海参300克，上海青200克，葱、香菜、葱、姜各适量，生抽5毫升，老抽3毫升，白糖5克，食用油适量

做法：

1. 先将海参洗净，切成长条；香菜取香菜根；葱切段；姜、蒜切末；上海青对半切开。

2. 热锅倒油，倒入葱段，炸至焦黄捞出，加入姜蒜末、香菜根，炸至焦黄，将葱油倒入容器中备用；上海青焯水，翠绿后捞出。

3. 另起锅，依次加入白糖、老抽、生抽，然后倒入海参翻炒，加入少许葱油后，转小火慢煨，大火收汁，装盘即可。

海参小米粥

材料：

小米200克，海参3只，生姜35克，葱少许，盐适量

材料：

1. 海参解冻后用剪刀剪开，除去内脏，将洗净的海参倒入沸水中，煮软后入凉水。

2. 砂锅倒水煮沸，倒入小米，把生姜切丝后倒入砂锅。

3. 小米滚锅后倒入海参不停搅拌5分钟，小火熬半小时后撒葱花即可。

海带

海带的营养价值很高，常吃能祛病强身。它是迄今为止人类发现的含碘量最高的食物，所以也有"海上之蔬""含碘冠军"的美誉。

DATA		
适用量：每日 15 克（干）左右	降脂能力 ★★★★★	降糖能力 ★★★★
嘌呤含量：低	排酸能力 ★★★★	

营养表 　每 100 克所含基础营养素

总热量 / 12 千卡
碳水化合物 / 2.1 克
蛋白质 / 1.2 克
脂肪 / 0.1 克
膳食纤维 / 0.5 克

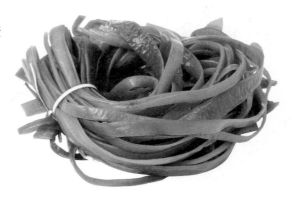

降脂关键词　热量低、钙

海带几乎没有热量，有助于降低血脂，对预防肥胖症颇有益处。海带中的钙含量极为丰富，可降低人体对胆固醇的吸收。

降糖关键词　有机碘

海带中的有机碘有类激素样作用，有助于提高人体内生物活性物质的活性，有利于促进葡萄糖和脂肪酸在肝脏、肌肉组织中的代谢，从而发挥降血糖和降血脂的作用。

排酸关键词　钾、膳食纤维

海带含有丰富的钾元素、膳食纤维，能够改变酸性体质，促进尿酸排出。而且海带是碱性食物，对缓解痛风有一定辅助作用。

食用建议

海带适合高血脂、冠心病、动脉硬化、糖尿病、淋巴结核、便秘、慢性支气管炎等患者食用。吃海带后不要马上喝茶，也不要立即吃富含维生素C的水果，否则不利于营养物质的吸收。痛风缓解期可适量食用。

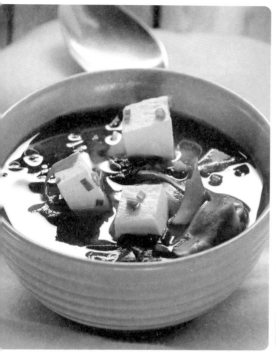
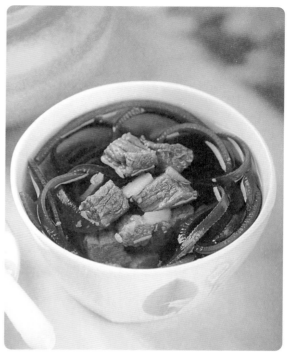

海带豆腐汤

材料:

豆腐块180克,海带结150克,葱花少许,盐2克,食用油适量

做法:

1. 油锅烧热,倒入豆腐稍炸,注入适量清水煮开。

2. 倒入海带结,大火煮沸后转小火煮15分钟。

3. 加入盐调味,盛出,撒上葱花即可。

海带牛肉汤

材料:

牛肉150克,水发海带丝100克,姜片、葱段各少许,胡椒粉1克,生抽4毫升,料酒6毫升

做法:

1. 将洗净的牛肉切成条,再切丁,备用。

2. 锅中注水烧开,倒入牛肉丁,淋入少许料酒,汆去血水,再捞出牛肉,待用。

3. 锅中注水烧热,倒入牛肉丁、姜片、葱段,淋入少许料酒,用中火煮约30分钟。

4. 倒入洗净的海带丝,转大火略煮一会儿,加入少许生抽、胡椒粉,拌匀调味即可。

紫菜

紫菜为红藻门红菜科甘紫菜的叶状体。幼时淡粉红色，渐变为深紫色，老时淡黄色。紫菜味道芳香，主要用作汤菜料，且药食兼优。

DATA

适用量：每次 15 克左右	降压能力 ★★★★	降脂能力 ★★★★
嘌呤含量：高	降糖能力 ★★★★	排酸能力 ★★

营养表 **每 100 克所含基础营养素**

总热量 / 250 千卡
碳水化合物 / 44.1 克
蛋白质 / 26.7 克
脂肪 / 1.1 克
膳食纤维 / 21.6 克

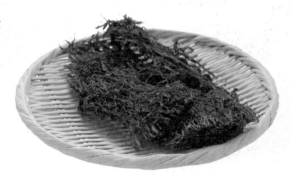

降压关键词 **膳食纤维、钾**

紫菜中含有丰富的膳食纤维和钾，可以促进人体中钠的排出，预防和治疗原发性高血压。在常见食物中，紫菜的镁含量很高，被誉为"镁元素的宝库"，非常适合高血压患者食用。

降脂关键词 **牛磺酸、EPA**

紫菜中含有的牛磺酸可降低低密度脂蛋白，不仅可以稳定降脂，也可保护肝脏。EPA能阻止胆固醇在血管壁上的沉积，可预防动脉粥样硬化和冠心病的发生。

降糖关键词 **钾、碘**

紫菜中含有丰富的钾，可以调节糖代谢；其所含丰富的碘可提高体内血糖的吸收，减少葡萄糖在血液中的滞留时间，促进糖和脂肪的代谢，起到辅助降糖的作用。

排酸关键词 **钾**

紫菜中含有丰富的钾，可促进钠盐和尿酸的排泄，对降低血压、缓解痛风症状极其有利。

食用建议

紫菜适合水肿、脚气、肺病初期、甲状腺肿大、心血管疾病和有各类肿块的人食用。肠胃消化功能不好的人应当少吃；腹痛便溏的人不宜食用。痛风缓解期可少量食用。

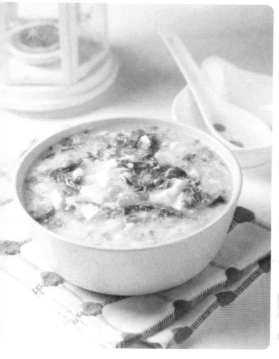
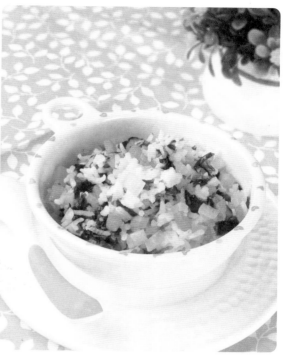

紫菜豆腐羹

材料：

豆腐260克，西红柿65克，鸡蛋1个，水发紫菜200克，葱花少许，盐2克，鸡粉2克，芝麻油、水淀粉、食用油各适量

做法：

1. 洗净的西红柿、豆腐切小块；鸡蛋打散。
2. 锅中注水烧开，倒入少许食用油，放入西红柿、豆腐块拌匀，加入鸡粉、盐，放入洗净的紫菜，用大火煮至熟透。
3. 倒入水淀粉勾芡，倒入蛋液，边倒边搅拌，至蛋花成形，淋入芝麻油，搅拌入味，盛出，撒上葱花即可。

紫菜萝卜饭

材料：

白萝卜55克，胡萝卜60克，水发大米95克，紫菜碎15克

做法：

1. 白萝卜、胡萝卜洗净切丁，待用。
2. 砂锅中注水烧开，倒入泡好的大米，搅匀，放入白萝卜丁、胡萝卜丁，搅拌均匀，用大火煮开后转小火煮45分钟。
3. 倒入紫菜碎，搅匀，焖5分钟至紫菜味香浓即可。

鲫鱼

鲫鱼是我国四大淡水鱼之一。《吕氏春秋》记载："鱼火之美者，有洞庭之鲋。"鲫鱼在我国各地水域常年均有生产，以2~4月和8~12月的鲫鱼最肥美。

DATA

适用量：每次约50克
嘌呤含量：高

降压能力 ★★★★　　降糖能力 ★★★★

营养表　每100克所含基础营养素

总热量 / 91 千卡
碳水化合物 / 3.8 克
蛋白质 / 17.1 克
脂肪 / 2.7 克
膳食纤维 / ——

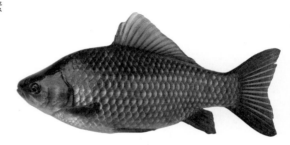

降压关键词　优质蛋白质

鲫鱼中所含的蛋白质非常优质，且种类齐全，可有效防治高血压、动脉硬化，降低胆固醇和血液黏稠度，预防心脑血管疾病。

降糖关键词　蛋白质

鲫鱼所含的蛋白质质优，易于消化吸收，是糖尿病、肝肾疾病、心脑血管疾病患者的良好蛋白质来源，可增加糖尿病患者机体的免疫力，有助于控制血糖。

食用建议

鲫鱼清蒸或煮汤的营养价值最佳，若经煎炸，摄入油脂过多，其对"三高"人群的食疗效果就会大打折扣。鲫鱼也是脾胃虚弱、不思饮食、慢性肾炎水肿、产后乳汁缺乏者的理想食材。鲫鱼嘌呤含量较高，痛风发作期禁食，缓解期可少量食用。

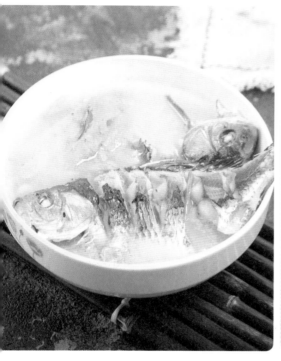
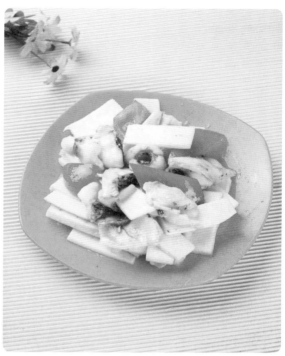

鲫鱼鲜汤

材料：

鲫鱼400克，姜片、葱段各少许，盐2克，水淀粉4毫升，食用油适量

做法：

1. 将处理干净的鲫鱼洗净，在鱼身上划几刀。

2. 锅中注水烧开，加入盐，倒入姜片、葱段，加入适量食用油，搅拌均匀，放入鲫鱼，煮至熟透，撒去浮沫，把煮好的汤料盛出，装入碗中，撒上葱段即可。

鲜笋炒鲫鱼片

材料：

竹笋200克，鲫鱼肉180克，彩椒40克，姜片、蒜末、葱段各少许，盐3克，水淀粉、料酒、食用油各适量

做法：

1. 将洗净的竹笋切片；彩椒切小块；鲫鱼肉切片，放盐、水淀粉、食用油腌渍。

2. 用油起锅，放入蒜末、姜片、葱段，爆香，倒入彩椒、鱼片，翻炒片刻，淋入料酒，炒香，放入竹笋炒熟。

3. 加入适量盐，炒匀调味，倒入适量水淀粉勾芡，盛出装碗即可。

鳝鱼

鳝鱼属温热带鱼类，体圆，细长，呈蛇形，因其肤色呈黄色，所以也被称作黄鳝。鳝鱼分布广泛，在中国各地几乎都有分布。

DATA

适用量：每日 100 克左右
嘌呤含量：中

降脂能力 ★★★★　　降糖能力 ★★★

营养表　**每 100 克所含基础营养素**

总热量 / 89 千卡
碳水化合物 / 1.2 克
蛋白质 / 18 克
脂肪 / 1.4 克
膳食纤维 / ——

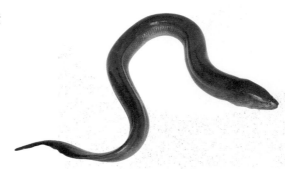

降脂关键词　EPA

鳝鱼含有丰富的EPA，俗称"血管清道夫"，可降低血液中的总胆固醇和甘油三酯的含量，预防血栓形成，对预防高血脂、脑血管疾病有一定作用。

降糖关键词　EPA、DHA

鳝鱼中含有丰富的不饱和脂肪酸，尤其是EPA和DHA，这两种不饱和脂肪酸有很强的抗氧化作用，能保护胰岛 β 细胞。

食用建议

一般人均可食用，尤其适合身体虚弱、气血不足者，以及风湿痹痛、四肢酸痛、高血脂、冠心病、动脉硬化、糖尿病患者。支气管哮喘、淋巴结核、癌症、红斑性狼疮等患者不宜食用。痛风缓解期可少量食用。

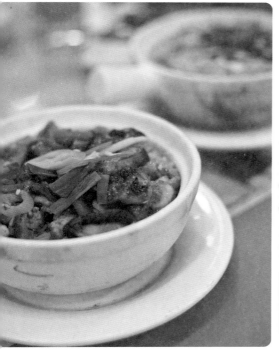
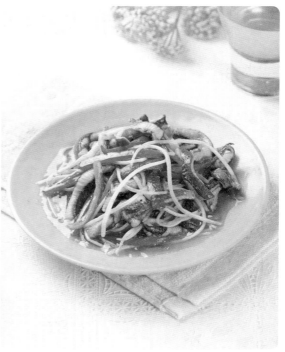

鳝鱼煲饭

材料：

鳝鱼100克，香米200克，红椒圈、蒜末、姜丝各10克，葱段5克，韭菜20克，鲜酱油、蚝油、胡椒粉、芝麻油、盐、食用油各适量

做法：

1. 鳝鱼洗净切段，加姜丝、葱段、胡椒粉拌匀腌渍；香米浸泡40分钟；韭菜切段。

2. 用油起锅，倒入蒜末爆香，倒入鲜酱油、芝麻油拌匀，制成调味汁。

3. 煲置炉胆内，加入香米煲熟，再放入鳝鱼煲熟，取出，放上韭菜、红椒，淋上调味汁即可。

绿豆芽炒鳝丝

材料：

绿豆芽40克，鳝鱼90克，青椒、红椒各30克，姜片、蒜末、葱段各少许，盐、鸡粉各3克，料酒6毫升，食用油适量

做法：

1. 洗净的红椒、青椒切丝；将处理干净的鳝鱼切丝，放鸡粉、盐、料酒、食用油腌渍。

2. 用油起锅，放入姜片、蒜末、葱段爆香，放入青椒、红椒，拌炒均匀，倒入鳝鱼丝，翻炒均匀，淋入适量料酒，炒香，放入洗好的绿豆芽，加入适量盐、鸡粉，炒匀调味。

3. 把炒好的食材盛出，装入盘中即可。

日常调料妙用，轻松降"四高"

大蒜

大蒜为百合科植物蒜的鳞茎，它的种类繁多，既可生吃，也可调味，还能防病健身，被称为"天然抗生素"。

DATA

适用量：每次 10 克
嘌呤含量：低

降压能力 ★★★★　　降脂能力 ★★★★★
降糖能力 ★★★★

营养表　**每 100 克所含基础营养素**

总热量 / 126 千卡
碳水化合物 / 27.6 克
蛋白质 / 4.5 克
脂肪 / 0.2 克
膳食纤维 / ——

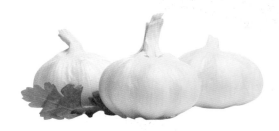

降压关键词　**磷、钾**

大蒜中含有磷、钾以及18种氨基酸成分，有很好的降血压作用。此外，大蒜可帮助保持体内某种酶的适当数量而避免出现高血压，是天然的降压药物。

降脂关键词　**抗高血脂和动脉粥样硬化**

大蒜不仅具有抗菌消炎作用，还可保护肝脏，调节血糖，保护心血管，降低血脂，抗血小板凝集，抗高血脂和动脉粥样硬化。

降糖关键词　**蒜素、硫醚化合物、大蒜辣油**

大蒜中富含蒜素、硫醚化合物以及大蒜辣油，能降血糖、降血脂。生食大蒜有提高正常人葡萄糖耐量的作用，同时还可促进胰岛素的分泌及增加组织细胞对葡萄糖的利用程度，从而降低血糖水平。大蒜中的硒含量较多，对人体胰岛素合成可起到一定作用。

食用建议

由于大蒜能使胃酸分泌增多，所含的辣素成分有刺激作用，因此有胃肠道疾病，特别是有胃溃疡、十二指肠溃疡的患者不宜吃大蒜。辣素怕热，遇热后很快分解，其杀菌作用降低，因此预防及治疗感染性疾病时，应生吃大蒜最佳。

橄榄油

橄榄油被认为是迄今所发现的油脂中最适合人体营养的油脂。由于橄榄油在生产过程中未经任何化学处理，所有的天然营养成分保存得非常完整。

DATA

适用量：每天 30 毫升
嘌呤含量：低

降脂能力 ★ ★ ★　　　降糖能力 ★ ★ ★ ★

营养表 每 100 克所含基础营养素

总热量 / 899 千卡
碳水化合物 / ——
蛋白质 / ——
脂肪 / 69.9 克
膳食纤维 / ——

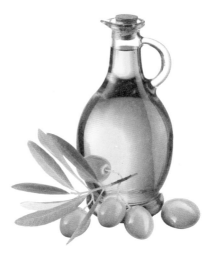

降脂关键词 角鲨烯

橄榄油中含有一种叫角鲨烯的物质，具有降低血清胆固醇含量、降低血脂的作用。橄榄油可通过降低高半胱氨酸防止炎症发生，减少对动脉壁的损伤。

降糖关键词 不饱和脂肪酸

橄榄油中富含不饱和脂肪酸，能调节和控制血糖水平，改善糖尿病患者的脂质代谢，是糖尿病患者最好的脂肪补充来源。

食用建议

一般人都可食用，但菌痢患者、急性肠胃炎患者、腹泻者以及胃肠功能紊乱者不宜多食。

生姜

生姜具有独特的辛辣芳香味，是一种常见的调味品。它能使各种菜肴鲜美可口，不思饮食或饭量减少者吃上几片生姜或在菜里放上一点嫩姜，能改善食欲。

DATA	
适用量：每日 10 克左右	降压能力 ★★★★　　降脂能力 ★★★★
嘌呤含量：低	降糖能力 ★★★★

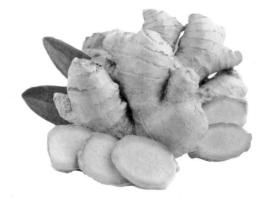

营养表　**每 100 克所含基础营养素**

总热量 / 180 千卡
碳水化合物 / 8 克
蛋白质 / 1.4 克
脂肪 / 0.7 克
膳食纤维 / 1 克

降压关键词　**挥发油**

生姜所含的挥发油可抑制人体对胆固醇的吸收，防止血清胆固醇在体内的蓄积。生姜具有抗氧化作用，可防止血管氧化，保护血管。

降脂关键词　**挥发油**

生姜所含的挥发油可抑制人体对胆固醇的吸收，防止血清胆固醇在体内的蓄积，从而起到降低血脂的效果，对缓解高血脂症状有积极作用。

降糖关键词　**姜黄素**

生姜中含有姜黄素，能降低血糖，并减少糖尿病的并发症。

食用建议　

生姜可腌制食用，可煮水、榨汁，也可用作菜肴中的调料食用，对"三高"人群来说，煮水或做调料最为适宜，因为腌制的生姜加入了过多的钠，不宜多食。阴虚火旺导致的心烦不眠、手足心热、目赤咽痛者不宜过多食用生姜。

附录 1 常见食物的胆固醇和脂肪含量表

肉类、肉制品的胆固醇和脂肪含量表

食物名称	胆固醇含量（毫克/100克）	脂肪含量（克/100克）	食物名称	胆固醇含量（毫克/100克）	脂肪含量（克/100克）
猪肉	86	30.1	羊肉	82	6.5
猪瘦肉	81	6.2	山羊肉	81	24.5
猪排骨	165	20.4	羊肉（里脊）	107	1.6
猪五花肉	98	35.3	鸽肉	99	14.2
猪肉皮	100	28.1	兔肉	59	2.2
猪蹄	192	18.8	鸡腿	99	7.2
猪耳	92	11.1	鸡肉	106	9.4
猪血	51	0.3	鸡翅	81	11.5
腊肉	46	9.0	鸡爪	103	16.4
火腿	83	40.7	乌骨鸡	106	2.3
火腿肠	57	10.4	鹌鹑肉	157	3.1
牛肉	58	8.7	鸭肉	94	19.7
牛蹄筋（生）	—	0.5	鸭掌	36	1.9
牛柳（里脊肉）	63	0.9	鸭血	95	0.4
带脂牛腰肉	44	29.3	鹅肉	74	19.9
牛肉干	120	40			

水产品的胆固醇和脂肪含量表

食物名称	胆固醇含量（毫克/100克）	脂肪含量（克/100克）	食物名称	胆固醇含量（毫克/100克）	脂肪含量（克/100克）
草鱼	86	5.2	鲮鱼	86	2.1
鲤鱼	84	4.1	鲈鱼	86	3.4
鲫鱼	130	2.7	墨鱼	226	0.9
鲇鱼	53	8.0	带鱼	244	4.9
鳜鱼	124	4.2	鳗鱼	186	10.8
鳙鱼	112	2.2	鱿鱼（干）	871	4.6
鲑鱼	86	4.1	海参	51	0.2
鲳鱼	77	7.3	海蜇	8	0.3
鳝鱼	126	1.4	蛤蜊	63	1.1

续表

食物名称	胆固醇含量（毫克/100克）	脂肪含量（克/100克）	食物名称	胆固醇含量（毫克/100克）	脂肪含量（克/100克）
泥鳅	136	2.0	基围虾	181	1.4
乌鱼	59	2.3	海蟹	125	2.3
凤尾鱼（熟）	57	43	螺肉	—	1.2
黄鱼	52	4.2	淡菜	123	1.7

蛋类和奶制品的胆固醇和脂肪含量表

食物名称	胆固醇含量（毫克/100克）	脂肪含量（克/100克）	食物名称	胆固醇含量（毫克/100克）	脂肪含量（克/100克）
鸡蛋黄	1510	28.2	炼乳	36	8.7
鹌鹑蛋	515	11.1	黄油	296	98
鸭蛋	565	13	奶油	209	97
鹅蛋	704	15.6	奶酪	11	23.5
松花蛋	608	10.7	酸奶	8	2.7
咸鸭蛋	648	12.6	羊奶	31	3.5
全脂奶粉	79	22.3	鲜牛奶	21	3.2

动物内脏的胆固醇和脂肪含量表

食物名称	胆固醇含量（毫克/100克）	脂肪含量（克/100克）	食物名称	胆固醇含量（毫克/100克）	脂肪含量（克/100克）
猪脑	2571	9.8	鸡心	194	11.8
牛脑	2447	11	山羊肚	124	3.4
猪肝	180	4.7	牛肚	104	1.6
羊肝	349	3.6	牛心	115	3.5
猪舌	230	12.4	猪心	151	5.3
猪腰	430	1.8	猪大肠	137	18.7
猪肺	290	3.9	猪肚	290	3.5

以上数据来自《中国食物成分表标准版 第 6 版 第 2 册》

附录 2 常见食物的嘌呤含量速查表

嘌呤含量（每100克食物嘌呤含量）等级：超过150毫克／100克，不宜选用；30~150毫克／100克，急性期不宜选用；小于30毫克／100克，适宜选用。

谷薯及豆类

食物	嘌呤含量（毫克/100克）	食物	嘌呤含量（毫克/100克）	食物	嘌呤含量（毫克/100克）
黑豆	170	大米	44	豆浆	29
绿豆	196	大麦	47	黄豆	186
干豆腐	94	糯米	50	粉条	2
蚕豆	307	面粉	26	雪饼	28
腐竹	160	燕麦	59	面包（带皮）	51
水豆腐	68	土豆淀粉	5	糙米	35
粳米	31	薏米	15	挂面	21
红小豆	156	馒头	27	高粱米	15
荞麦	34	小米	20	玉米面	12
红薯	12	土豆	13		

蔬菜及菌藻类

食物	嘌呤含量（毫克/100克）	食物	嘌呤含量（毫克/100克）	食物	嘌呤含量（毫克/100克）
紫菜（干）	415	生菜	16	油菜	17
香菇（鲜）	37	黄瓜	11	四季豆	23
银耳（干）	124	茄子	13	豌豆	86
口蘑（鲜）	50	菠菜	8	莴笋	12
木耳（干）	166	香葱	25	韭菜	25
金针菇（鲜）	59	大白菜	14	花菜	41
大蒜	38.2	荠菜	12.4	雪里蕻	24.4
大葱	31	芹菜（茎）	5	苋菜	23.5
茼蒿	15	丝瓜	14	竹笋	13
包菜	9.7	苦瓜	12	青椒	6
白萝卜	9	榨菜	10	绿豆芽	11
西葫芦	20	芦笋	23	洋葱	3.5
空心菜	22	香菜	21	冬瓜	1
胡萝卜	17	西蓝花	58	南瓜	29
姜	5.3	海带根	17	茭白	23
西红柿	17	油麦菜	13	莲藕	10

水果及坚果类

食物	嘌呤含量（毫克/100 克）	食物	嘌呤含量（毫克/100 克）	食物	嘌呤含量（毫克/100 克）
花生	85	柠檬	3.4	核桃	8.4
白芝麻	66	橙子	4	黑枣	8.2
腰果	80	橘子	4	冬瓜糖	7.1
黑芝麻	43	大杜果	12	红枣	6
火龙果	13	木瓜	4	葡萄干	5.4
栗子	35	莲蓬	1.5	李子	5
杏仁	32	杨桃	1.4	哈密瓜	4
枸杞	31.7	桃子	14	椰子	3.9
瓜子	24.2	枇杷	1.3	西瓜	6
桂圆干	8.6	香蕉	7	鸭梨	1.1
菠萝	11	樱桃	11	巨峰葡萄	8
苹果	1	石榴	0.8		

水产、肉蛋奶及调味类

食物	嘌呤含量（毫克/100克）	食物	嘌呤含量（毫克/100克）	食物	嘌呤含量（毫克/100克）
鲫鱼	154	猪肚	252	鸡腿肉	140.3
鲤鱼	122	猪瘦肉	138	鸡胗	218
鳗鱼	117	猪肝	275	鸡心	168
鳝鱼	127	猪耳	114	鸡胸肉	208
基围虾	187	猪肾	239	鸡肝	317
干贝	193	猪肺	272	鸭胗（熟）	316
蛤蜊	316	猪心	170	鸭肠	121
草鱼	134	猪血	40	鸭肉	138
鲢鱼	141	猪胰	234	鸭肝	398
海参（鲜）	8	牛肚	79.8	鹅肝（熟）	408
海蜇皮	9	猪皮	69.8	烧鸭	88
蟹	147	猪大肠	296	皮蛋	1
牡蛎	242	羊肉	109	鹌鹑蛋	7
三文鱼	168	兔肉	148	鸡蛋	1
甲鱼	110	牛肉	105	鸭蛋	3.4
鳕鱼	71	驴肉	117	鸡精	350
草虾	162.2	牛奶	8	番茄酱	7
淡菜	150	酸奶	1	酵母粉	1
银鱼	23	蚝油	6	醋	3
扇贝	235	酱油	28		

以上数据来自《中国食物成分表标准版 第 6 版 第 2 册》